Kognitive Kommunikationsstörungen

Fortschritte der Neuropsychologie
Band 19

Kognitive Kommunikationsstörungen

Dr. Julia Büttner, Dr. Ralf Glindemann

Julia Büttner
Ralf Glindemann

Kognitive Kommunikationsstörungen

hogrefe

Dr. Julia Büttner, geb 1979. 1999–2005 Studium der klinischen Linguistik, Pädagogik und Psychologie in Bamberg und München. Seit 2005 therapeutische Tätigkeit als klinische Linguistin (BKL) in der neurologischen Rehabilitation. Seit 2009 Dozentin im Studiengang Sprachtherapie (LMU München). 2013 Promotion. Seit 2016 wissenschaftliche Mitarbeiterin an der LMU München, Studiengang Sprachtherapie. Forschungsschwerpunkte: Exekutivfunktionen, Pragmatik und neurogene Kommunikationsstörungen.

Dr. Ralf Glindemann, geb. 1950. 1970–1984 Studium der Linguistik, Literaturwissenschaften, Pädagogik, Politologie und Soziologie in Hamburg, Berlin und Braunschweig. 1986 sprachwissenschaftliche Promotion. 1985–1987 Studium der Neurolinguistik in Brüssel. 1988–1992 wissenschaftlicher Mitarbeiter an der Klinik für Neurologie der Uniklinik RWTH Aachen. 1992 bis 2015 Leiter der Neurolinguistik in der Klinik für Neuropsychologie im Klinikum Bogenhausen, München. Anschließend Beteiligung an Projekten der Entwicklungsgruppe Klinische Neuropsychologie (EKN) an der LMU München.

Bibliografische Information der Deutschen Nationalbibliothek
Die Deutsche Nationalbibliothek verzeichnet diese Publikation in der Deutschen Nationalbibliografie; detaillierte bibliografische Daten sind im Internet über http://dnb.dnb.de abrufbar.

Hogrefe Verlag GmbH & Co. KG
Merkelstraße 3
37085 Göttingen
Deutschland
Tel. +49 551 999 50 0
Fax +49 551 999 50 111
verlag@hogrefe.de
www.hogrefe.de

Satz: ARThür Grafik-Design & Kunst, Weimar
Druck: Media-Print Informationstechnologie, Paderborn
Printed in Germany
Auf säurefreiem Papier gedruckt

1. Auflage 2019

(E-Book-ISBN [PDF] 978-3-8409-2818-5; E-Book-ISBN [EPUB] 978-3-8444-2818-6)
ISBN 978-3-8017-2818-2
http://doi.org/10.1026/02818-000

Inhaltsverzeichnis

1 Einführung in die kognitiven Sprach- und Kommunikationsstörungen

Das Erkenntnisinteresse an hirnorganisch bedingten Störungen der Kommunikation betrifft zunächst vielfältige neurolinguistische Perspektiven. Bei der Betrachtung solch komplexer Verarbeitungsprozesse und zwischenmenschlicher Interaktionen bedarf es unbedingt auch eines differenzierten neuropsychologischen Zugangs. Wir wenden uns hier also einem ausgeprägt interdisziplinären Thema zu, das auch interdisziplinär bearbeitet werden muss (vgl. Drechsler, 2000). Dabei wird zunehmend deutlich, dass die traditionelle heuristische Trennung sprachlich-kommunikativer Aspekte von kognitiven Planungs-, Aktivierungs-, Steuerungs- und Kontrollfunktionen exekutiver Prozesse für das Verständnis vieler kommunikationsrelevanter Leistungen wenig hilfreich ist (vgl. z.B. Davis, 2012).Auch die Beteiligung von Gedächtnis- und Aufmerksamkeitsleistungen spielt in den betroffenen Prozessen eine wichtige Rolle (Car & Hinckley, 2012; van Dyke, 2012). Die Neurolinguistik entwickelt sich in diesem Sinne zunehmend zur *kognitiven Neurolinguistik* oder zur *Neurokognition der Sprache* (De Bleser, 2010). Sprachverarbeitungs- und Kommunikationsprozesse sind ohne die Einbeziehung kognitiver Parameter kaum mehr abbildbar. Friederici (2003) stellt beispielsweise ein „neurokognitives Modell des Sprachverstehens“ vor, oder De Bleser (2000) nennt eines ihrer Kapitel die „kognitive Neuropsychologie der Schriftsprache“.

Kognitive Kommunikationsstörungen sind vor allem ein interdisziplinäres Thema

Kommunikationsstörungen als Gegenstand der kognitiven Neurolinguistik und der Neuropsychologie

Wir werden in dieser Arbeit zeigen, wie sehr kommunikative Fähigkeiten vielfältige kognitive *und* sprachliche Leistungen voraussetzen und wie komplex beide Aspekte kommunikativen Handelns miteinander konfundiert sind. Wir werden darüber hinaus herauszuarbeiten versuchen, wie wichtig dieses Verständnis der Störungsmechanismen für die Entwicklung und Anwendung diagnostischer und therapeutischer Vorgehensweisen ist.

1.1 Sprachliche und kognitive Leistungsbereiche der Kommunikation

Am auffälligsten sind im Kanon der neurogenen Störungen des Kommunikationsprozesses auf den ersten Blick zunächst sprachsystematische Symptome, wie sie uns bei den Aphasien vorliegen. Betroffene Patienten verfügen oft nicht mehr sicher über ein ausreichendes Repertoire an verbalen (und nonverbalen) Zeichen, sie können Dinge nicht mehr benennen, Wörter und Sätze

Abgrenzung zu den Aphasien

nicht mehr eindeutig verstehen, keine grammatischen Strukturen mehr generieren oder sie können beispielsweise nicht mehr nachsprechen, lesen oder sich unbeeinträchtigt schriftlich äußern (Glindemann, Ziegler & Kilian, 2002). Die *Aphasiologie* kann auf eine lange wissenschaftshistorische Tradition zurückblicken; die *Aphasietherapie* wird unter den neuropsychologischen Disziplinen sicherlich als die traditionsreichste und am intensivsten erforschte angesehen (Goldenberg, 2017, S. 99). Aphasische Symptome und Störungsprofile sind inzwischen gut beschrieben (Basso, 2003; Huber & Ziegler, 2000; Weniger, 2003), sie lassen sich heute psychometrisch anspruchsvoll untersuchen (vgl. etwa Blömer et al., 2015; de Bleser et al., 2004; Huber et al., 1983) und es liegt eine Vielzahl therapeutischer Interventionsverfahren vor (vgl. z.B. Abel, 2007; Glindemann, 2006; Holland & Forbes, 1993).

Kognitive Kommunikationsstörungen und ihre weitreichenden Konsequenzen

Kognitive Kommunikationsstörungen und die Möglichkeiten ihrer Diagnostik und Therapie sind bisher im Vergleich zu den Aphasien noch weniger ausführlich erarbeitet worden, obwohl sie auf die alltäglichen Interaktionen der Betroffenen zumeist deutliche Auswirkungen haben. Uns begegnen im klinischen Alltag immer wieder Patienten, die in Alltagssituationen am Arbeitsplatz, bei der Ausbildung und in ihrer gesamten Lebensführung versagen mussten, stigmatisiert wurden und scheiterten, weil ihre kognitive Symptomatik nach einer erworbenen Hirnschädigung beispielsweise in Ermanglung geeigneter Diagnoseverfahren nicht angemessen erkannt werden konnte. Betroffene galten in ihrem sozialen Umfeld als eigenartig oder chaotisch, weil die teilweise diskreten dysexekutiven Probleme nicht angemessen eingeschätzt werden konnten. Solche Patienten wirken (und sind oft tatsächlich) eher planlos und in ihren Handlungen teilweise unkontrolliert, ihre Alltagskommunikation ist immer wieder wenig erfolgreich und es gelingt ihnen nicht, auf den Punkt zu kommen.

Wir haben es hier also eher mit Störungen der Organisation des Kommunikationsprozesses zu tun (Kaczmarek, 1984). Dabei handelt es sich nicht um *ein* umschriebenes Störungsbild, sondern wir sehen uns konfrontiert mit ausgesprochen *heterogenen Pathomechanismen* und sehr vielfältigen klinischen Erscheinungsformen. Bei entsprechenden Störungsprofilen kann die Vermittlung von reinen Sachinformationen ebenso beeinträchtigt sein wie die Realisierung von damit verbundenen kontextbezogenen komplexen Intentionen (Illokutionen), die unterschiedliche kommunikative Handlungen charakterisieren. Es kann zu deutlichen Fehleinschätzungen kommen, zu Missverständnissen und bei ausgeprägterer Symptomatik zu abweichendem Verhalten bis hin zu kommunikativen Krisen. Dabei misslingt es den Betroffenen unter anderem, aus konventionellen Vorgaben des Kontextes ein Situationsmodell für die Handlungsplanung und deren Nachvollzug zu generieren. Es gelingt ihnen also nicht, die umfassende Repräsentation eines Gespräches oder eines geschriebenen Textes zu realisieren (Ferstl & Kintsch, 1999; Togher et al., 2014). Außerdem können Betroffene eigene Teilhandlungen und solche, die von ihren Interaktionspartnern vollzogen werden, nicht sinnvoll hierarchisieren. Ursache-Wirkung-Beziehungen können nicht folgerichtig eingeordnet werden. Auch Abstraktionen werden nicht angemessen vollzogen, erkannt und nachvollzogen (vgl. Glindemann, 2009). Betroffene stehen beispielsweise rhetorischen Figuren, Metaphern und Pointen sowie ironischen Äußerungen nicht selten eher hilflos gegenüber (Brownell et al., 2013) . Sie verlieren aufgrund gestörter Aufmerksamkeits- und Speicherfunktionen auch das handlungsleitende Konzept; nicht selten gerät das gemeinsame Thema in Gefahr (vgl. Glindemann & von Cramon, 1995). Diese Symptome werden bei der Verarbeitung von Informationsstrukturen schriftlicher Texte auf besondere Weise deutlich; kognitive Schemata und Skripts können bei der Realisierung kohärenter Informationsstrukturen nicht erfolgreich einbezogen werden und beispielsweise misslingt das Bilden von Inferenzen (Büttner, 2014a; Coelho et al., 1995). Diese Prozesse unterliegen insgesamt häufig einer mangelnden Störungseinsicht (Karnath, 2003; Müller, 2013, S. 12f.).

Kognitve Kommunikationsstörungen und ihre vielfältigen heterogenen Symptome

Erfolgreiche kommunikative Handlungen setzen in der Regel einerseits halbwegs intakte sprachliche Leistungsbereiche voraus; also mindestens eine unauffällige Verarbeitung sprachlicher Bedeutungs- und Lautstrukturen sowie deren grammatische Verknüpfung. Gleichzeitig müssen die Kommunikationspartner in ausreichendem Maße auch über weitgehend ungestörte Exekutivfunktionen verfügen sowie über ausreichende Gedächtnis- und Aufmerksamkeitsleistungen, um im kommunikativen Prozess gemeinsam Sinn oder Bedeutungen realisieren zu können.

Die Verschränkung sprachlicher und kognitiver Leistungsbereiche

Die Abbildung 1 skizziert, dass Kommunikationspartner (KA und KB), die miteinander interagieren, gleichzeitig auf sprachliche *und* kognitive Leistungsbereiche zurückgreifen können müssen, um Kohärenz und Verständigung herstellen zu können. Die Notwenigkeit des Zugriffs auf diese Leistungsbereiche besteht bei der Realisierung aller unserer kommunikativen Handlungen; bei alltäglichen Fragen und Antworten ebenso wie beim Berichten von Ereignissen oder bei längeren Diskussionsbeiträgen, beim Zeitungslesen oder beim Schreiben einer SMS.

Betroffene mit Aphasie leiden in ihrer Kommunikation wahrscheinlich mehr unter Defiziten in Leistungsbereichen, die sich an der Oberfläche eher als sprachliche Symptome manifestieren, obwohl auch sie über kognitive Fähigkeiten verfügen können müssen. Sie müssen beispielsweise behalten, was sie gefragt wurden und was sie darauf antworten wollten. Sie müssen während des Sprechens oder Verstehens z.B. auch erinnern, wie eine längere Äußerung begonnen wurde. Und sie müssen sich auch entscheiden, in welcher Reihenfolge die Darstellung von Sachverhalten sinnvoll und kohärent ist und welche vielleicht weniger wichtigen Details sie vernachlässigen sollten. Dabei können wir nach dem heutigen Stand unseres Wissens noch nicht genau absehen, in welchem Ausmaß sie auch auf kognitive Ressourcen zurückgreifen

Kognitive Leistungen bei der Sprachverarbeitung

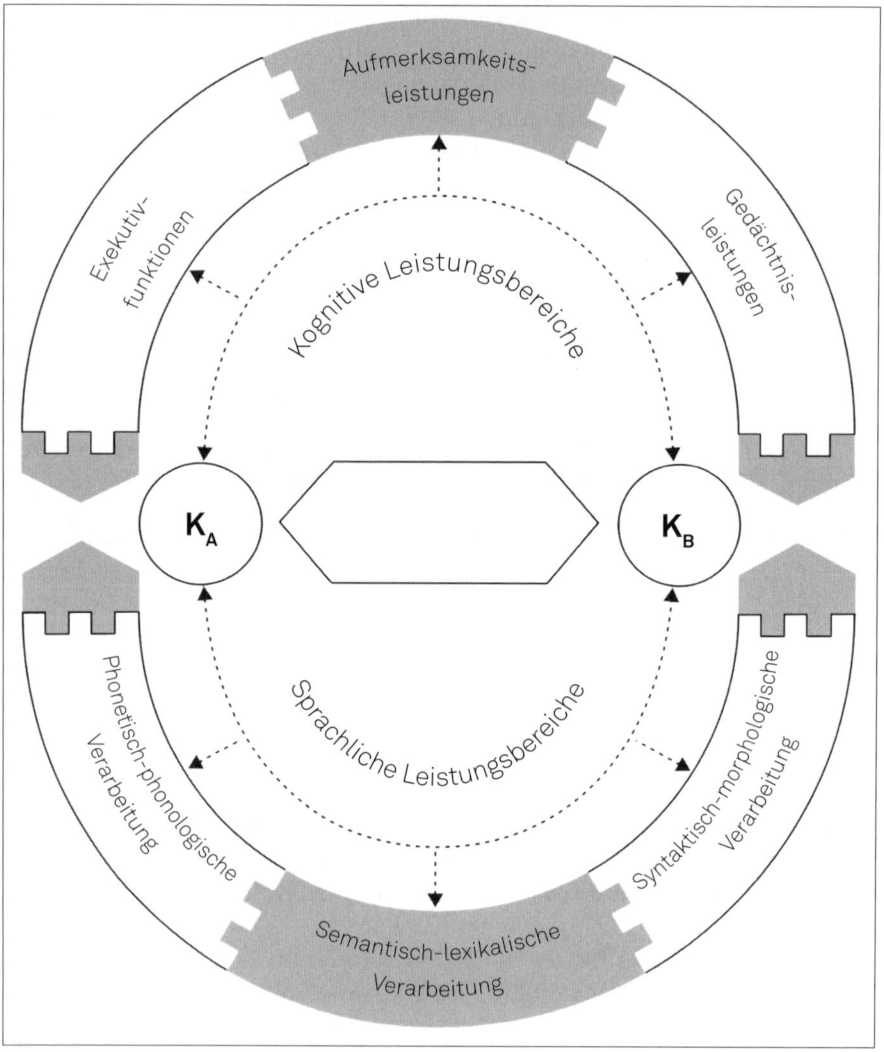

Abbildung 1: Verschränkung kognitiver und sprachlicher Leistungsbereiche im kommunikativen Prozess zwischen den Kommunikationspartnern K_A und K_B

müssen, wenn sie sich beispielsweise bei der Aktivierung von Einträgen in einem ihrer mentalen Output-Lexika aus einer großen Auswahl konkurrierender Möglichkeiten für ein treffendes Wort entscheiden oder wenn sie ihren Äußerungen syntaktische Formate zugrundelegen, die den Erfolg ihrer kommunikativen Absichten unterstützen.

Patienten mit kognitiven Kommunikationsstörungen sind weniger auffällig auf der sprachlichen Ebene ihrer kommunikativen Handlungen, aber sie zeigen Symptome bei deren Organisation, bei der Auswahl der Inhalte ihrer

Äußerungen, bei der interaktiven Arbeit an gemeinsamen Themen und bei der mangelnden Einbeziehung der Perspektive ihres Gegenübers. Hier fehlen ihnen oft ein stringenter Plan und die Möglichkeit, ihn kontrolliert und angemessen zu realisieren. Die Fokussierung auf das Wesentliche gelingt ihnen oft nicht und sie haben Probleme bei der Einhaltung konventionalisierter oder sozial akzeptierter Handlungsmuster.

Symptome bei der Organisation kommunikativer Handlungen

Wichtig ist dabei, dass die beschriebenen Symptome und komplexen Störungsprofile schon aufgrund der hier nur skizzierten Vielfalt und Heterogenität möglicher Konstellationen der Pathomechanismen und ihrer kommunikativen Konsequenzen außerordentlich deutlich variieren können. Das ist nicht nur diagnostisch eine große Herausforderung, sondern auch die Behandlungsansätze müssen von Patient zu Patient unterschiedlich sein und bedürfen zur Erreichung alltagsrelevanter Ziele spezifischer und individueller Interventionen (vgl. auch Stadie & Schröder, 2009).

Was soll nun also angesichts dieser Komplexität der interagierenden Phänomene unter *kognitiven Kommunikationsstörungen* verstanden werden? Schließlich verursachen nicht nur dysexekutive Symptome Probleme in der Kommunikation. Wir haben auch gesagt, dass beispielsweise Patienten mit amnestischen Symptomen, die also nicht behalten können, worum es in einem Gespräch gerade geht (Schuri & Schneider, 2002) ebenso erfolglose Interaktionspartner sind wie diejenigen, die sich einem aktuellen Kommunikationsprozess nicht aufmerksam zuwenden können und daher den interaktiven Verlauf nicht mehr überschauen. Insofern verursachen diese klassischen neuropsychologischen Syndrome natürlich auch Störungen im Handlungs- und Verständigungsprozess, ohne dass sie wegen ihrer vielfältigen anderweitigen Auswirkungen auf den Alltag der Betroffenen lediglich auf den Aspekt einer Kommunikationsstörung reduziert werden können. Ähnlich verhält es sich beispielsweise bei Patienten, die nicht zeitlich oder zur Situation orientiert sind und deshalb unzutreffende Sachverhalte konfabulieren; hier kann die Kommunikation ebenfalls in Gefahr geraten, ohne dass diese Orientierungsstörungen allein als Kommunikationsstörung charakterisiert werden sollten.

Abgrenzung von den klassischen neuropsychologischen Syndromen

Die klinische Erfahrung lehrt uns, dass kognitive Kommunikationsstörungen in der Regel mit gestörten Exekutivfunktionen einhergehen (Baddeley, 1986; Karnath & Kammer, 2003), welche nach erworbener Hirnschädigung die Fähigkeit zum Planen, zum Problemlösen und zur Initiierung und Kontrolle kommunikativer Handlungen beeinträchtigen. Dazu gehören auch Störungen bei der Fokussierung der Aufmerksamkeit, bei der Hemmung irrelevanter Informationen und Prozesse, beim Task Management, bei der Planung der Abfolge von Handlungsschritten zur Zielerreichung und beim Monitoring von Handlungsfolgen, was ebenso Arbeitsgedächtnisleistungen erfordert (Matthes-von-Cramon & von Cramon, 2000, S. 393).

Auf Kommunikationsstörungen im Zusammenhang mit demenziellen Störungsbildern, die den neurologischen teilweise gleichen, die aber letztlich anders einzuordnen und zu behandeln sind, können wir in diesem Band aus Platzgründen nicht eingehen.

Wir verstehen im Folgenden unter *kognitiven Kommunikationsstörungen* Einschränkungen im interpersonellen mündlichen und schriftlichen Handlungs- und Verständigungsprozess durch:

- dysexekutive Symptome beim Planen, Problemlösen und Monitoring kommunikativer Handlungen,
- und/oder Einschränkungen bei Abstraktionsleistungen sowie bei der Konzeptbildung im interaktiven Prozess sowie bei der Verarbeitung von Textinformationen,
- und/oder Störungen der Gedächtnis- sowie Aufmerksamkeitsleistungen,
- und/oder Enthemmungsphänomene wie ein erhöhter verbaler Output mit thematischen Abschweifungen,
- und/oder einen durch Antriebsstörungen bedingten deutlich reduzierten verbalen Output,
- und/oder eine reduzierte Wortflüssigkeit, Wortwahlstörungen und mögliche Überlagerungen durch aphasische Symptome.

Häufig gehen mit kognitiven Kommunikationsstörungen weitere kognitive Störungsbilder wie Anosognosie etc. einher.

1.2 Epidemiologische Daten

Bisher keine gesicherten Daten zur Prävalenz

Erschwerte Differentialdiagnose bei multiläsionalen und diffusen Hirnschädigungen

Zur generellen Prävalenz kognitiver Kommunikationsstörungen liegen bisher keine gesicherten Daten vor. Dies ist sicherlich durch die Variabilität der Symptome kognitiver Kommunikationsstörungen bedingt, kann aber zusätzlich durch die heterogene Terminologie bedingt sein (vgl. Kapitel 1.3). Besonders die Überlagerung kognitiver und sprachsystematischer Defizite, wie sie bei multiläsionalen und diffusen Erkrankungen (z. B. durch Axonschäden nach Schädel-Hirn-Trauma, SHT) auftreten können, erschwert eine Differentialdiagnose. Bei vaskulären und traumatischen Hirnschädigungen können aphasische und kognitive Kommunikationsstörung einander auch überlagern. Das Fehlen geeigneter Diagnostikinstrumente erschwert im deutschsprachigen Raum zudem die Erhebung der Häufigkeit entsprechender Kommunikationsstörungen.

Die Notwendigkeit von Diagnostik und Therapie zeigt eine Erhebung von Lehman-Blake et al. (2002): Von den untersuchten Probanden mit rechtshemisphärischer Läsion zeigten 96 % ein kognitives oder kommunikatives Defizit, wovon 26 % auf eine verminderte Wortflüssigkeit fielen. Die Schwierigkeit, die Ergebnisse der Studien zu Kommunikationsstörungen nach rechtshemisphärischen Läsionen zu vergleichen, liegt in der Heterogenität der jeweiligen Studiendesigns und in der inhomogenen Probandenauswahl. Häufig werden Probanden mit einer Läsion der A. cerebri media rechts ausgewählt, wobei unklar bleibt, ob damit rechtshemisphärische Läsionen mit oder ohne Beteiligung frontaler Funktionskreise impliziert sind (McDonald, 1993).

Für einige Subgruppen von kognitiven Kommunikationsstörungen liegen bereits Prävalenzdaten vor. Da es sich dabei nicht immer um sehr hohe Fallzahlen handelt, können diese Zahlen eher als Trendaussagen aufgefasst werden. Die Prävalenz kognitiver Kommunikationsstörungen nach rechtshemisphärischen Schädigungen wurde auf etwa 50 % geschätzt (Benton & Bryan, 1996; Joanette et al., 1991). Neuere Erhebungen gehen von bis zu 80 % aus (Abusamra et al., 2009; Lehman-Blake et al., 2003) wobei die zugrundeliegende Symptomatik sehr heterogen ist. Sie reicht von schweren Defiziten in semantischen Kategorisierungsaufgaben bis hin zu subtilen Defiziten auf Diskursebene (Übersicht in Mackenzie & Brady, 2008). Angaben zur Prävalenz von kommunikativen Beeinträchtigungen beruhen wegen des Mangels an standardisierten Testinstrumenten oft nur auf Einschätzungen des Fachpersonals. Im klinischen Alltag werden Kommunikationsstörungen nach rechtshemisphärischen Läsionen häufig erst dann diagnostiziert, wenn zusätzlich zu den kognitiv-sprachlichen Defiziten eine Dysarthrie oder Dysprosodie vorliegt (Lehman-Blake et al., 2003). Auch Kommunikationsstörungen nach Schädigung des Frontalhirns und/oder nach SHT werden in der Fachliteratur als häufige Beeinträchtigung genannt. In einer größeren Untersuchung von traumatisch bedingten Kommunikationsstörungen führt Lurija (1947, 2001) mit 61 % von 394 Patienten in der Akutphase eine hohe Prävalenz an. In der postakuten Phase bestanden in dieser Erhebung (Lurija & Métraux, 2001) noch bei 43 % Symptome von Kommunikationsstörungen, wobei nach linkshemisphärischen Läsionen die größten Beeinträchtigungen vorlagen. In neueren Arbeiten wird ebenfalls die Variabilität der kommunikativen Beeinträchtigungen nach frontalen Läsionen berichtet (McDonald, 2008; Zalla et al., 2002). Für den deutschsprachigen Raum liegen bislang keine Erhebungen zur Prävalenz kognitiver Kommunikationsstörungen vor. Das hängt auch damit zusammen, dass Defizite auf komplexer linguistischer Ebene (z. B. Textrezeption, sprachliche Analogien) oder beim kommunikativen Handeln in Gesprächen nicht routinemäßig erfasst werden (Lê et al., 2012, vgl. auch Kapitel 3).

Trendaussagen zur Prävalenz kognitiver Kommunikationsstörungen

Mangel an standardisierten Diagnoseverfahren

Variabilität der kommunikativen Beeinträchtigungen

1.3 Taxonomien und terminologische Varianten

Kognitive bzw. nicht-aphasische Kommunikationsstörungen werden erst ab Mitte des 20. Jahrhunderts näher beschrieben. So finden sich in den Arbeiten Lurijas (1947) sehr genaue Beschreibungen zu Veränderungen des Kommunikationsverhaltens bei traumatischen Läsionen nach Kriegsverletzungen. Seine Ansätze, diese heterogenen Störungen nach Verletzungen des frontalen Cortex zu spezifizieren, wurden als „grundlegend“ und „wegweisend“ für die Konzeptualisierung von neurogenen Kommunikationsstörungen bezeichnet (Drechsler, 1997, S. 5). Neben einer funktionalen Einteilung nach gestörten sprachlichen bzw. kommunikativen Fähigkeiten (z. B. Störungen im Gesprächsverhalten, dysprosodische Symptome) wurden kognitive Kommunikations-

Tabelle 1: Taxonomien und Terminologische Varianten für kognitive Kommunikationsstörungen[1]

Terminologische Variante	Referenz
Traumatic Aphasia	Lurija (1947)
Dynamische Aphasie	Lurija & Tsvetkova (1968)
Non-aphasic Language Disorder	Prigatano et al. (1986)
Frontal Language Disorder	Alexander et al. (1989)
Secondary Aphasia	Caplan (1992)
Nicht-aphasische zentrale Kommunikationsstörung	Glindemann & von Cramon (1995)
Secondary Aphasia	Caplan (1992)
Pragmatic Aphasia	Joanette und Ansaldo (1999)
Apragmatism	Myers (2001)
Cognitive Communication Impairment/ Disorder	American Speech, Language und Hearing Association, ASHA (2005)
Kognitive Dysphasie	Heidler (2006)
Executive Aphasia	Ardila (2009)
Störung kognitiv-sprachlicher Funktionen (b1670), v. a. Störung integrativer Sprachfunktionen (b1672)	ICF; DIMDI (2010)
Folge einer Störung höherer kognitiver Funktionen (b164), v. a. exekutive Funktionen	ICF; DIMDI (2010)
Kommunikationsstörung bei neurokognitiver Störung	DSM-5 (APA, 2015)

1 Kommunikationsstörungen bei psychotischen Erkrankungen sind nicht Gegenstand dieser Arbeit und wurden daher in der tabellarischen Übersicht nicht berücksichtigt.

störungen auch in Bezug auf die Ätiologie (z. B. SHT, vaskuläre Ätiologie), Lateralität bzw. Lokalisation (z. B. rechshemisphärisch, präfrontal) klassifiziert. Das hat dazu geführt, dass vergleichbare Störungsbilder unterschiedlich bezeichnet wurden. Sehr deutlich wird dies bei Patienten mit Läsionen des linken präfrontalen Cortex. Kommunikationsstörungen nach diesen Schädigungen werden in der Forschungsliteratur u. a. als *adynamische Aphasie* (Lurija & Tsvetkova, 1968) als *frontale Sprachstörung* (Alexander et al., 1989) sowie als *exekutive Aphasie* (Ardila, 2009) bezeichnet.

Im deutschsprachigen Raum wurde zunächst in Anlehnung an die amerikanische Bezeichnung „Non-aphasic Language Disorder" (Prigatano et al., 1986) der Begriff der „Nicht-aphasischen zentralen Kommunikationsstörung" verwendet (Glindemann & von Cramon, 1995), der durch die Angabe der zugrundeliegenden Krankheit oder Läsion (z. B. nach SHT, nach rechtshemisphärischer Schädigung, bei Frontalhirnläsionen) näher beschrieben werden kann. Die Bezeichnung „kognitive Dysphasie" ist neueren Ursprungs und wurde von Heidler (2006) im Rahmen des Versuchs einer übergeordneten Taxonomie von neurogenen Kommunikationsstörungen entwickelt. Entsprechende Bezeichnungen wie *„Kognitive Dysphasie mnestisch-attentionaler Genese nach SHT mit links-frontaler Läsion"* (Heidler, 2006, S. 170) sind deshalb durchaus kritisch zu sehen, weil diese Terminologie kausal auf gestörte neuropsychologische Prozesse verweist. Das kann aber von einer sprachtherapeutischen Diagnostik allein nicht sicher abgeleitet werden, selbst wenn sie ein kognitives Screening enthalten sollte. Genau das wird aber mit dieser Taxonomie versucht.

Nicht aphasische zentrale Kommunikationsstörung

Der Begriff der kognitiven Kommunikationsstörungen *(Cognitive Communication Disorder)*, wie er in der American Speech-Language-Hearing Association verwendet wird (ASHA, American Speech-Language-Hearing Association, 2005) ist eher weiter gefasst. Mit diesem Begriff werden kommunikative Dysfunktionen bezeichnet, die nach einer Hirnschädigung durch Störungen der Aufmerksamkeit, von Gedächtnisprozessen und exekutiven Dysfunktionen ausgelöst werden können. In der Definition der ASHA sind auch nonverbale Störungen der Kommunikationsfähigkeit (Mimik, Gestik) einbezogen.

Cognitive Communication Disorder

In der Internationalen Klassifikation der Funktionsfähigkeit, Behinderung und Gesundheit (ICF; DIMDI, 2010) werden kognitive Kommunikationsstörungen unter dem Diagnoseschlüssel der kognitiv-sprachlichen Funktionen (b1670) oder auch beeinträchtigter integrativer Sprachfunktionen (b1672) erfasst (vgl. Abbildung 2). Die Folge sind Störungen der Planung und Organisation von Sprachprozessen und Störungen kommunikativ-pragmatischer Fähigkeiten. Diese Dysfunktionen an der Schnittstelle von Kognition und Sprache, z. B. bei gestörten exekutiven Funktionen (b164), können sich negativ auf die sozio-kommunikativen Beziehungen auswirken und die Partizipation im Alltag stark einschränken.

Einordnung der kognitiven Kommunikationsstörung in der ICF

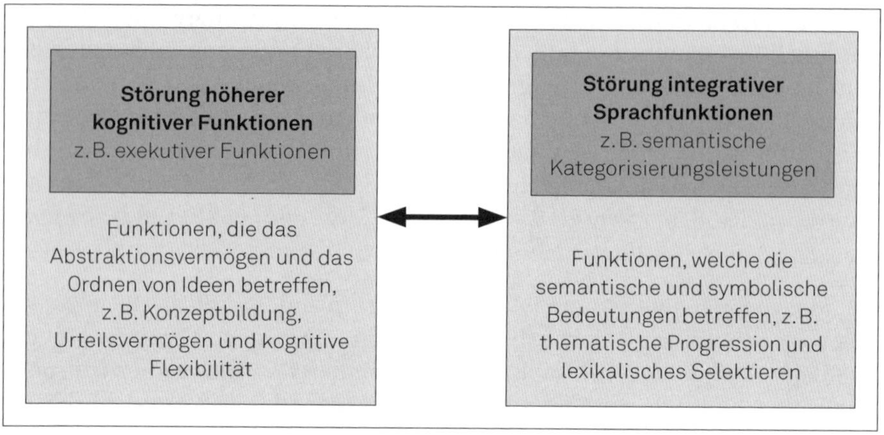

Abbildung 2: Einordnung kognitiver Kommunikationsstörung in die Klassifikation der WHO (DIMDI, 2010; Abbildung nach Büttner, 2016b)

2 Beschreibung der Störungstypen

Kognitive Kommunikationsstörungen können in allen Bereichen auftreten, in denen Menschen miteinander interagieren. Wenn Betroffene sich mit diesen sehr heterogenen Störungsformen der Kommunikation verbal und/oder nonverbal in sozialen Kontexten bedeutungsvoll äußern bzw. solche kommunikativen Handlungen verstehen wollen, gelingt es ihnen nicht oder nur eingeschränkt, *komplexe Geflechte* (lat. *textus*) aus kognitiv-propositionalen und sprachlichen Einheiten kohärent zu erstellen oder angemessen zu interpretieren. Das ist in Gesprächen der Fall und wenn etwas geschrieben bzw. gelesen wird. Das direkte Gespräch ist die genuine Kommunikationsform beispielsweise in der Familie ebenso wie in Arbeitsprozessen oder im öffentlichen Leben allgemein. Wir müssen uns beispielsweise beim Einkaufen oder bei der Behörde mitteilen können, wir müssen den Sinn von Aufforderungen erfassen oder beim Arzt Symptome beschreiben und Verordnungen verstehen. Bei Störungen der Kommunikation kann selbst unsere Mobilität eingeschränkt sein, wenn wir etwa bei der Benutzung öffentlicher Verkehrsmittel die Bedeutung von Hinweisschildern (z. B. die Namen von Haltestellen oder Zielbahnhöfen an Bahnsteigen), Fahrplänen oder Lautsprecherdurchsagen nicht erfassen können (Glindemann, Ziegler & Kilian, 2002).

Kommunikative Störungen in allen Lebensbereichen

Inzwischen hat die medienunterstützte Kommunikation eine immer größer werdende Bedeutung bekommen. Interaktionspartner nehmen einander nicht mehr nur *face-to-face* wahr, sondern zeit- und raumunabhängig beispielsweise fernschriftlich und fernmündlich auch unter Verwendung audiovisueller Medien. Insgesamt ist die Kommunikation über schriftliche Texte für alle Formen der Wissensvermittlung, Aus- und Fortbildung unverzichtbar geworden. Beispielsweise auch der Genuss literarischer Kunstformen in Büchern, Theater, Kino oder Fernsehen gehört zu wichtigen Bereichen unseres kommunikativen Erlebens. Zusätzlich werden wir bei entsprechenden Störungen von meinungsbildenden Prozessen und politischer Partizipation ausgeschlossen, wenn wir den gesellschaftlichen Diskurs nicht verfolgen können, in welchen Modalitäten er auch immer geführt wird.

Störungen der Kommunikation können Menschen insgesamt aus gesellschaftlichen Prozessen nachhaltig ausschließen. In der *International Classification of Functioning, Disability and Health* (ICF; DIMDI, 2010) wird ausdrücklich dazu aufgefordert, alle therapeutischen Interventionen so zu konzipieren, dass die Partizipation der Betroffenen am sozialen Leben verbessert wird.

Therapeutische Interventionen müssen partizipationsorientiert sein

2.1 Störungen im Interaktionsverlauf

Von philosophischen Arbeiten und Überlegungen zur Rhetorik abgesehen sind Interaktionsverläufe systematisch zunächst aus sozialwissenschaftlichen Perspektiven analysiert worden. Wenn Menschen unmittelbar miteinander kommunizieren, handeln sie intentional in wechselseitiger Orientierung aufeinander zu; sie konstituieren dadurch ein soziales System, in dem Sinn und Bedeutung gemeinsam aktualisiert wird (Luhmann, 1976). Der Fokus ist dabei auf gemeinsame Objekte des Interesses zentriert (Goffman, 1982), die Teilnehmer steuern ihr Erleben und Handeln bei: Sie *inter - agieren*. Wenn der *subjektiv* gemeinte Sinn, den sie ihren Handlungen beimessen, in dieser wechselseitigen Ko-Orientierung *intersubjektiv* (nach-)vollzogen wird, können wir von *Kommunikation* sprechen. Das setzt eine ganze Reihe kognitiver Leistungen voraus.

Kommunikation als wechselseitig intersubjektiver Vollzug subjektiv gemeinten Sinns

Linguistisch werden Interaktionsprozesse aus der Perspektive der *Pragmatik* analysiert. Schon seit Morris (1975) ist die Pragmatik als jene sprachwissenschaftliche Disziplin definiert, die sich nicht nur mit Elementen oder Beziehungen innerhalb des sprachlichen Zeichensystems selbst beschäftigt (wie etwa die Semantik oder die Syntax), sondern mit den Relationen zwischen den Zeichenbenutzern (Kommunikationspartnern); damit kommen soziale Dimensionen und situative Kontexte in den Blick, mit denen die Funktionen für den Verständigungsprozess und das Gelingen und Misslingen kommunikativer Handlungen in komplexen gesprächsstrukturellen Prozessen oder Diskursen erklärbar werden (Birner, 2013; Ehrhard & Heringer, 2011; Meibauer, 2008). Auf der einen Seite geht es hier um die thematisch-propositionale Zen-

Perspektiven der linguistischen Pragmatik

trierung auf Handlungen und Bedeutungen. Auf der anderen Seite geht es um gesprächsorganisatorische Prozesse wie Sprecherwechsel *(turn-taking)* und die Steuerung des Gesprächsverlaufs (Henne & Rehbock, 2001). Durch das Interesse an einer neurolinguistisch orientierten Pragmatik (Glindemann, 1995) entwickelt sich eine *neuropragmatische Perspektive* (Büttner, 2017b; Stemmer, 2008). Unter Einbeziehung von Untersuchungsverfahren der kognitiven Neurowissenschaften werden hier Hirnschädigungen und typische Störungsmechanismen im Vollzug pragmatischer Leistungen analysiert. Beispiele sind die Untersuchung der Rolle medial-parietaler Hirnareale bei der Revision von Situationsmodellen im Prozess des Textverstehens auf der Basis von fMRI-Daten (Ferstl & von Cramon, 2002, 2005) oder die Aktivität fronto-medialer Hirnstrukturen bei der Kontrolle von Sprachhandlungen (Ardila, 2012).

Neuropragmatik

Mattson und Levin (1990) haben u. a. darauf hingewiesen, dass wir es bei den vielfältigen kognitiven Störungen der Kommunikation grundsätzlich auch mit der Unfähigkeit zu tun haben, explizite Vorgaben in die Handlungsplanung einzubeziehen, und dass wir bei Ablenkungen von einer hohen Störanfälligkeit dieser Patienten ausgehen müssen. Ihre kommunikativen Handlungen können dadurch inkohärent und schwer verständlich werden. Zusätzlich können sie die Konsequenzen ihrer kommunikativen Handlungen im sozialen Setting oft nicht realistisch einschätzen (Ullsperger & von Cramon, 2003). Andere Patienten wiederum sagen, sie wüssten, dass sie jetzt dies oder das tun müssten, um der Situation gerecht zu werden – sie tun es aber nicht. Goldenberg (2017) beschreibt, dass einige Patienten, die in Kommunikationssituationen unangemessen handeln, über ihre eigenen Verhaltensweisen entsetzt sind, wenn sie Videos von diesen Situationen ansehen. Das bestätigt, dass sie die Konventionen, die sie verletzen, durchaus kennen; sie können sie in den entsprechenden Situationen jedoch nicht adäquat anwenden *(Knowing-Doing-Dissoziation)*. Matthes-von Cramon und von Cramon (2000) bringen auf diese Weise gestörte Interaktionsverläufe in einen komplexen Zusammenhang mit *Planungsstörungen*. Sie charakterisierten den so gestörten Interaktionsprozess auch durch einen Mangel dieser Patienten an *Empathie* und *Adäquatheit* bis hin zu *taktlosem Verhalten* und *Distanzlosigkeit*.

Gestörte Handlungsplanung bei eingeschränktem Störungsbewusstsein

Beeinträchtigungen des Sozialverhaltens führen allerdings nicht in jedem Falle zu Störungen der Kommunikation. Wenn ein Patient beispielsweise während eines Gespräches mit dem Chefarzt Unterlagen von dessen Schreibtisch nimmt und interessiert darin blättert *(stimulus-bound-behavior)*, verletzt er damit ohne Frage die konventionellen (und sogar juristischen) Vorgaben im klinischen Kontext. Trotzdem muss dadurch nicht die Verständigung mit ihm gestört sein. Das wäre erst dann der Fall, wenn er die Aufforderung missversteht, sein distanzloses Verhalten zu unterlassen. Dafür könnten dann sowohl kognitive als auch sprachsystematische Störungen verantwortlich sein.

2.1.1 Die Verschränkung der Perspektiven und die Aktivierung von Orientierungswissen

Wer erfolgreich kommunizieren will, muss Vorstellungen von der *Perspektive* seines Gegenübers zur aktuellen Interaktion entwickeln: Was kann ich beim anderen erreichen? Was will der andere bei mir erreichen? Was kann ich voraussetzen? Was kann er voraussetzen? Was muss er mir mitteilen? Was weiß er über das Thema? Was weiß ich über das Thema? etc. Je nach sozialem Anlass, Vorgeschichte und aktuellem Kontext liegen mehr oder weniger konkrete Handlungsziele vor, für deren Realisierung wechselseitig Annahmen von Motiven und Interessen, Wünschen, Befindlichkeiten und Erwartungen des jeweils anderen antizipiert werden können. Zusätzlich fließen die aktuellen Wahrnehmungen aus der Interaktion relativierend und modifizierend mit ein; Goldenberg (2017, S. 268) verwendet den Begriff des „mindreading". Interaktionspartner arbeiten dabei an einer Art Theorie zu den Vorstellungen ihres Gesprächspartners. Diese Prozesse werden mit dem Begriff der *Theory of Mind* bezeichnet (Förstl, 2007). Patienten mit kognitiven Kommunikationsstörungen können durchaus Schwierigkeiten mit den erforderlichen Antizipationen und der notwendigen Flexibilität haben; beispielsweise gelingt es ihnen oft nur unzureichend, ihre egozentrische Perspektive zu verlassen und sich in die Rolle des Kommunikationspartners zu versetzen (Goldenberg, 2017). Sie sprechen dann beispielsweise wie selbstverständlich von Personen oder Ereignissen, über die ihr Gegenüber keine Informationen haben kann (Glindemann, 2009).

Perspektivierung

Theory of Mind

Zur Orientierung und Reduktion der interaktiven Komplexität sowie zur Vergrößerung der Handlungssicherheit sind etwa die Handlungsschritte des Gesprächsbeginns und der -beendigung durch ritualisierte Vorgaben strukturiert. Es gibt Begrüßungssequenzen und man vergewissert sich der wechselseitigen Aufmerksamkeit *(phatische Kommunikation)*. Wenn sie nicht explizit Gegenstand des Gesprächsanlasses sind, werden auch anstehende Themen und die (offiziellen) Handlungsziele angegeben. Wenn diese in der Gesprächsmitte abgearbeitet sind, können Teilnehmer je nach situativem Kontext Beendigungsinitiativen zur Einleitung ritualisierter Verabschiedungssequenzen signalisieren (vgl. dazu Henne & Rehbock, 2001), die von Patienten mit dysexekutiven Symptomen nicht immer bemerkt oder im weiteren Verlauf berücksichtigt werden.

Ritualisierte Handlungen

Interaktionssituationen werden oft als raum-zeitlicher Handlungsrahmen verstanden (Storch & Weng, 2010). Dieser Rahmen kann als *objektiv* gegeben betrachtet werden (Hermann, 1982). Komplexer ist das Situationsverständnis als *Interpretationsrahmen* der Bedingungen für (kommunikative) Handlungen und deren Verlauf. Bayer (1977) spezifiziert Situationen als *subjektive Umweltinterpretation und -orientierung* der Handelnden (Glindemann, 1987; Klingenberg, 1997). Situationswissen umfasst Regularien des konventionel-

Der Situationsbegriff

len Rahmens und ist als abstraktes Wissen in *Schemata* abgelegt (Schank & Abelson, 2008). Dieses Wissen basiert auf Erfahrungen, die bei der Entwicklung der kommunikativen Kompetenz erworben werden. Die abstrakten *Schemata* sind assoziativ verknüpft und enthalten Wissen über den Ablauf von Alltagsszenen. Die zu diesen Szenen gehörenden Wissensstrukturen, die sich drehbuchartig *(script)* auf stereotype Abläufe von Handlungen und Ereignissen in festen Situationsabläufen beziehen, nennen wir *Skriptwissen* (de Beaugrande & Dressler, 1981; Thorndyke & Yekovich, 1980). Sie sind in wiederkehrenden Rahmen *(frames)* nach Anlässen und deren Merkmalen verortet (Matthes-von-Cramon & von Cramon, 2000). *Frames* sind Wissensstrukturen, die sich zusätzlich zu Handlungs- und Ereignisabfolgen auch auf einmalige Sachverhalte ohne eine stereotype Anordnung beziehen können (Klingenberg, 1997; Van Dijk, 1977). Alle diese Schemata führen durch ihre Reduktion der Möglichkeiten dazu, dass weniger Verarbeitungskapazität gebunden werden muss (Schank & Abelson, 2008). Die Handlungsabfolgen in Skripts sind unterschiedlich fest vorgegeben; Heinemann und Viehweger (1991) sprechen von starken und schwachen Skripts. Haben die Interaktionspartner ein tragfähiges *Situationsmodell für ihre Handlungsplanung* oder *Rekonstruktionsprozesse* entwerfen können, sind bei allen unerwarteten Ereignissen und Formen abweichenden Verhaltens Neudefinitionen und Kurskorrekturen erforderlich.

Schemata, Skripts und Frames

Diese Prozesse der Orientierung an hierarchisch strukturierten *Schemata* (Repräsentationen von Weltwissen) setzen also Kontrollroutinen und flexible Modifikationsmöglichkeiten voraus (z. B. Miller et al., 1960; Shalice & Burgess, 1996). Patienten mit dysexekutiven Symptomen handeln in gut strukturierten Alltagssituationen weniger abweichend als in schlecht definierten mit großen Freiheitsgraden, deren Verlauf aufgrund der weniger erwartbaren Strukturen Antizipationen erschweren (Müller, 2013; Ullsperger & Cramon, 2003).

Misslingen die Verschränkungen der Perspektiven und die Aktivierung von Orientierungswissen, ist der Verständigungsprozess in Gefahr und es kann bei der Planung, Durchführung, Kontrolle und Modifizierung kommunikativer Handlungen zu vielfältigen Schwierigkeiten kommen. Es kann sein, dass die Handlungen dieser Patienten durchgängig oder phasenweise im Gespräch folgendermaßen verlaufen:

- unflexibel,
- distanzlos,
- regelverletzend,
- umständlich und unorganisiert,
- unkontrolliert, chaotisch,
- missverständlich, auch unverständlich,
- vom Thema mehr oder weniger stark abweichend.

2.1.2 Störungen des kommunikativen Handelns

Für die Analyse von Störungen der Kommunikation sind die Überlegungen zu kommunikativen Handlungen und ihren Funktionen von besonderem Interesse. Auch wenn es keine allgemein gültige Definition von Kommunikation gibt (Glindemann, 2001; Merten, 1977), erfasst die Annahme, es handele sich um die „Übermittlung von Information" (z. B. Strohner, 2006) den Interaktionsalltag wegen des vagen Informationsbegriffs nur unzureichend. Denn die kommunikative Handlung *jemanden zu informieren* ist nur eine mögliche von sehr vielen anderen alltäglichen (Sprach-)Handlungen (Meibauer, 2008). Beispielsweise kann der Äußerungsakt „geht's noch" sehr unterschiedlichen Intentionen (illokutionären Akten) und Handlungszielen zugeordnet werden; es kann sich je nach situativem Kontext und entsprechender Prosodie ebenso um eine mitfühlende Nachfrage handeln wie um einen sehr kritischen Kommentar. Die vielfältigen Möglichkeiten in Kontexten kommunikativ zu handeln haben richtungweisend Austin (1972) und Searle (1971) in ihren Arbeiten zu einer *Sprachhandlungstheorie (Theory of Speach Acts)* systematisch begründet. Danach vollziehen wir in unserem Kommunikationsalltag über das Informieren hinaus ständig vielfältige kommunikative Handlungen, wie z. B. *fragen, antworten, bitten, danken, bestätigen, widersprechen, zustimmen, einladen, befehlen, versprechen, kommentieren, drohen, entschuldigen, vorwerfen, rechtfertigen, bedauern, verurteilen, begrüßen, verabschieden, provozieren* und sehr vieles mehr (vgl. zur Klassifikation dieser Handlungen Searle, 1990). Kommunikative Handlungen können multimodal sein; Birdwhistell (1968, S. 162) bezeichnet den Menschen als einen *„multi-channel interactor"*. In der Regel handeln wir in face-to-face-Interaktionen mindestens in der auditiven und visuellen Modalität, die reflexiv aufeinander bezogen werden (Glindemann, 1987).

Sprachhandlungstheorie

Auf der Ebene einzelner Wörter und Sätze bedarf es für die Realisierung kommunikativer Handlungen einerseits semantisch-lexikalischer Entscheidungen hinsichtlich der treffenden Wortwahl, andererseits sinnstiftender syntaktisch-morphologischer Muster und Markierungen. Beispielsweise wird mit dem speziellen Typ der explizit performativen Verben die intendierte Handlung direkt angegeben (z. B. „ich verspreche dir" – Handlung: Versprechen). Der Handlungstyp kann auch durch die Stellung des Verbs im Satz gekennzeichnet werden (z. B. die initiale Verbstellung bei Fragen wie „Schreibst du mir?"). Verben können auch durch ihre Morphologie darauf hinweisen, welche kommunikative Handlung vorliegt; nehmen wir das Beispiel eines Befehls „komm!". Hier ist durch die Konjugationsform des Imperativs der Verbmodus angegeben (Glindemann, 1995; Meibauer, 2008). Solche sprachlichen Hinweise auf die mit der Äußerung verbundene Intention nennt man in der Linguistik einen *illokutiven Indikator* (Hindelang, 2010).

Sprachliche Markierung kommunikativer Handlungen

Bei Patienten mit kognitiven Kommunikationsstörungen beobachten wir, dass sie im Wortabruf und in der Wortwahl auffällig sind (vgl. Kapitel 2.1.6). Sie drücken sich semantisch vage und undifferenziert aus; dabei entscheiden sie sich vorschnell und unkritisch für teilweise wenig treffende Wörter. Das kann den Verlauf der Interaktion deutlich beeinträchtigen. Zusätzlich erschweren unübersichtliche syntaktische Konstruktionen den Verständigungsprozess (Glindemann & von Cramon, 1995).

Suprasegmentale Ebene: Gestik, Mimik, Prosodie

Auf suprasegmentaler Ebene, also bei Betrachtung von Äußerungen über ihre einzelnen Segmente wie Laute und Wörter hinweg, ergänzen wir unsere Äußerungsakte prosodisch, mimisch, gestisch und körpersprachlich etc. durch nonverbale Zeichen und Anzeichen. Dadurch wird die Bedeutung im Kontext (zusätzlich) spezifiziert. Prosodische Muster fungieren häufig als illokutive Indikatoren. Beispielsweise wird Verärgerung nicht nur mimisch zum Ausdruck gebracht, sondern etwa auch durch die Lautstärke der verbalen Äußerung. Ob wir etwas kritisch anmerken oder lediglich freundlich kommentieren wollen, hängt auch wesentlich vom Betonungsmuster ab.

Beispiel

Ein Patient mit dysprosodischen Symptomen nach rechtshemisphärischer Hirnschädigung hatte speziell große Probleme mit der Tonhöhenmodulation und der Kontrolle der Lautstärke (Vogel, 2006; Ziegler, 2002; vgl. auch Kapitel 2.1.6), wenn er Mitpatienten oder Therapeuten beim Umgang mit seinem Rollstuhl freundlich um Hilfe bitten wollte. Dysprosodisch skandierte er in einem sehr lauten Befehlston, sodass die kommunikative Handlung einer Bitte nicht als solche erkannt werden konnte. Die Kooperation mit den irritierten Angesprochenen litt deutlich darunter und er kommentierte einsichtig (und wiederum dysprosodisch): „Der Ton macht die Musik!“

Funktionen nonverbaler Handlungen

Nonverbale Gesten können sprachersetzend und sprachbegleitend verwendet werden. Das Gestikulieren erleichtert einerseits den Wortabruf (Krauss et al., 2000) und das Gesagte kann andererseits durch spezifische Handbewegungen strukturiert, illustriert und abgetönt werden (Kendon, 1994). Wir geben gestisch Richtungen, Bewegungsarten und Geschwindigkeiten an oder zeichnen Objekte oder gedankliche Verläufe in die Luft (Ekman & Friesen, 1969; McNeil, 1992). Auch mimische Kommentare (wie hochgezogene Augenbrauen, eine gerümpfte Nase usw.) oder Kombinationen von Gesten und Minen modifizieren und präzisieren die Bedeutung verbaler Handlungen im Kontext. Wir rollen beispielsweise mit den Augen, wenn jemand zu langatmig und ausführlich schildert, was in der aktuellen Situation von wenig Interesse ist. Oder wir zeigen körpersprachlich dadurch, dass wir uns abwenden (Proxemik) oder durch unser unruhiges Verhalten Ungeduld im Gesprächsverlauf an. Zusätzlich übernehmen nonverbale Handlungen Funktionen in den gesprächsorganisatorischen Prozessen (Duncan-Fiske, 1977; Glindemann, 1990; Schegloff et al., 1977). Hogrefe und Goldenberg (2010) sprechen von Diskursregulatoren. Nonverbale Äußerungen spielen beispielsweise bei der Verhandlung der Gesprächsschrittverteilung eine wichtige Rolle; wir beanspruchen den nächsten Gesprächsschritt *(turn claim signal)*, indem wir beispielsweise hörbar einatmen, uns aufrichten, den Blickkontakt zum aktuellen Sprecher suchen, Widersprüche durch auffällige Gesten anmelden usw. Solche Beanspruchungen können auch „abgewehrt" werden *(attempt suppression signal)*, indem wir den Blickkontakt zu dem meiden, der den Gesprächsschritt beanspruchen will, wir vollziehen abwehrende Gesten, wenden uns den Gesprächspartnern zu, die uns weiterhin zuhören etc. (vgl. Glindemann, 1990). Auch wenn die neurobiologischen Grundlagen der Gestenproduktion, die Zusammenhänge mit der Sprachverarbeitung und der Einfluss apraktischer Symptome noch kontrovers diskutiert werden (vgl. Hogrefe & Goldenberg, 2010), setzen viele Patienten nach Hirnschädigung nonverbale Gesten weniger kontrolliert ein, bemerken oder berücksichtigen sie nur unangemessen und gestalten den Interaktionsverlauf dadurch unspezifisch. Patienten mit dysexekutiven Symptomen stoßen bei den beschriebenen notwendigen Feinabstimmungen an ihre Leistungsgrenzen. Planungs- und Arbeitsgedächtnisstörungen (vorschnelles Handeln, Verlust des handlungsleitenden Konzepts) und eingeschränkte Abstraktionsleistungen (konkretistisches Denken) führen dabei zu deutlichen Irritationen im Interaktionsverlauf (z.B. Prigatano, 2004).

Nonverbale Steuerung gesprächsorganisatorischer Prozesse

Interaktionslinguistische Ansätze, die auch als *Konversations-, Diskurs- oder Gesprächsanalysen* bezeichnet werden (Bauer & Auer, 2008; Goodwin, 2003), haben auf der Basis empirischer Untersuchungen komplexe interaktive Prozesse (zunächst bei gesunden Probanden) zugänglich gemacht. Bei der *gemeinsamen Arbeit* an Bedeutungen von Handlungen und Äußerungen *(making meaning together)* muss es den Beteiligten gelingen zu kooperieren, in andere Modalitäten auszuweichen und/oder kontextuelle Ressourcen sinnvoll zu nutzen (Bauer, 2010). Dabei hat sich als wichtige Strategie die Organisation von *Repairs (Reparaturhandlungen)* herauskristallisiert. Das bedeutet, dass Interaktionspartner, die Probleme im Kommunikationsprozess bemerken, im Rahmen ihrer gemeinsamen Kooperations- und Verständigungsbemühungen *Reparatursequenzen* initiieren. Das geschieht beispielsweise, wenn Verzögerungen, Suchverhalten oder Unterbrechungen ablesbar sind, die durch die wiederholte Äußerung von Interjektionen markiert werden, oder jemand bemerkt, dass gerade ein Missverständnis entsteht. Bei diesen Reparaturen im gestörten Ablauf unterscheidet man Selbst- von Fremdkorrekturen, die auf unterschiedliche Weise initiiert werden können. Solche Handlungen kann man auch gemeinsam durchführen, z.B. in mehreren sich ergänzenden Gesprächsschritten, in gemeinsamen Handlungen und in deren Kombination mit Vorschlägen bei der lexikalischen Suche, mit Verbesserungen und Fragesequenzen (Schegloff et al., 1977), wie sie auch in der Aphasietherapie genutzt werden (Bauer & Auer, 2008). Wilkinson (2008) weist auf

Reparaturhandlungen im Gespräch

die Anwendung solcher Strategien auch bei Patienten mit Dysarthrie, Autismus u. a. hin.

Reparaturhandlungen sind bei Patienten mit kognitiven Kommunikationsstörungen wenig erfolgreich

Allerdings lehrt unsere klinische Erfahrung, dass diese Ansätze mit gemeinsamen Korrekturhandlungen bei Patienten mit kognitiven Kommunikationsstörungen besonders wegen der dysexekutiven Symptomatik oft wenig erfolgreich sind. Einerseits bemerken sie die Irritationen oft nicht, die sie mit der Umständlichkeit oder Vagheit ihrer kommunikativen Handlungen auslösen (vgl. Kapitel 2.1.5 und das Fallbeispiel in Kapitel 7.1), andererseits ist es bei einer dysexekutiven Symptomatik wenig hilfreich, z. B. bei Wortabrufstörungen in Umschreibungen auszuweichen. Aufgrund ihrer Einschränkungen in Prozessen der Antizipation und der *Theory of Mind* fällt den Patienten oft gerade die flexible Kooperation mit dem Gesprächspartner schwer und sie können kontextuelle Informationen nicht immer gewinnbringend einbeziehen (Douglas, 2010; Glindemann, 1995).

Gelingensbedingungen für kommunikative Handlungen

Für den Erfolg der kommunikativen Handlungen müssen spezielle Gelingensbedingungen erfüllt sein (Searle, 1971; Ehrhardt & Heringer, 2011); d. h. das Bedingungsgefüge im sozialen Kontext muss entsprechend strukturiert sein. So bleiben beispielsweise Befehle von Verkehrssündern gegenüber Polizeistreifen eher bedeutungslos; sie können als die spezifische kommunikative Handlung eines Befehls nicht gelingen, auch wenn sie vielleicht Unmut zum Ausdruck bringen. Patienten mit dysexekutiver Symptomatik erkennen die Gelingensbedingungen für Handlungen nur eingeschränkt. Während etwa für die Patienten mit Aphasie konstatiert wird, sie kommunizierten besser als sie sprechen können, weil sie in Interaktionsprozessen in der Lage sind, alternative Ressourcen kooperativ zu aktivieren (Holland, 1982), kommunizieren Patienten mit dysexekutiven Symptomen oft schlechter als man aufgrund ihrer sprachlichen Möglichkeiten vermuten würde, weil sie kommunikative Handlungen im Kontext oft nicht erfolgreich (planen und) durchführen können.

Auf der Ebene von größeren Äußerungseinheiten geht es über die Äußerung von Wörtern und Sätzen hinaus um die Gliederung und Verknüpfungen von Handlungen, zugrundeliegenden Gedanken, dargestellten Sachverhalten usw.; wir sprechen von Makro-Strukturen. Wenn sie als kohärente Einheiten verstanden werden sollen, müssen sie logisch-situativen Kriterien (kausal, temporal, lokal etc.) standhalten (van Dijk & Kintsch, 1983). So gehört es zu den dysexekutiven Symptomen, dass Betroffene nicht folgerichtig argumentieren, Ursache-Wirkungs-Relationen nicht angemessen beachten, für das Verständnis notwendige Reihenfolgen nicht berücksichtigen, nach „weil“ keine Begründungen und nach „um zu“ keine Zielvorstellung formulieren. Sie kündigen an, einen schwierigen Sachverhalt an einem Beispiel zu erläutern, ohne dass dem Gesprächspartner die Parallelen zwischen diesem Beispiel und dem aktuellen Thema deutlich werden. Es kann auch vorkommen, dass sie nach einem Argumentationsumweg gar nicht mehr zum gemeinsamen Thema zurückkehren. Betroffene haben auch Schwierigkeiten, die Bedeutungsstrukturen von Äußerungen und Handlungen anderer zu erfassen. Gedankliche Vor- und Rückblenden, Exkurse und Einwürfe, metakommunikative Episoden, Fokusverschiebungen oder Themenwechsel stellen dabei für die Betroffenen besondere Herausforderungen dar, um komplexere Bedeutungseinheiten realisieren zu können. Bezieht ein Gesprächspartner eine Position, die vor dem Hintergrund der Situationsdefinitionen und einer Plausibilitätskontrolle nicht standhält, müssen integrative oder selektive Operationen durchführt werden (Kintsch, 1988). Ähnliche kontextbezogene Prozesse sind beim Generieren von Inferenzen und bei der Interpretation von metaphorischen oder bildhaften Äußerungen notwendig (Diaz & Hogstrom, 2011).

Störung der Sprachplanung und der Kohärenz

Mögliche Operationen in komplexeren Bedeutungseinheiten

2.1.3 Abweichungen vom Thema

Dass Patienten mit dysexekutiven Symptomen Probleme mit der Einhaltung des gemeinsamen Themas haben, wird häufig befundet. In den Arbeiten von Glindemann und von Cramon (1995), Glindemann (2009) und Goldenberg (2017) werden eindrucksvolle Beispiele vorgestellt, bei denen die fortlaufende Realisierung (Planung und Kontrolle) der Inhalte des jeweils nächsten Zuges in thematischen Abfolgen kommunikativer Handlungen offenkundig nicht gelingt. Diese Patienten schaffen es nicht, „Handlungen über mehrere Teilschritte hinweg auf ein übergeordnetes Ziel zu planen, Aufmerksamkeit auf hierfür relevante Informationen zu fokussieren und ungeeignete Handlungen zu unterdrücken" (Karnath & Kammer 2003, S. 518). Genau das ist die Bestimmung von *Exekutivfunktionen*.

Kognitiv gesehen sind *Themen* nichts anderes als Makropropositionen auf einem bestimmten Abstraktionsniveau (van Dijk, 1980, S. 50). Sie bilden auf diese Weise den Rahmen für die interaktive Zentrierung auf gemeinsame Objekte des Interesses und der wechselseitigen Aufmerksamkeit (Schütz, 1971). Sie bedingen dadurch eine Reduktion der zugelassenen Möglichkeiten. Soziale Konventionen, die Einbeziehung von Skriptwissen und die wechselseitig orientierte Arbeit am aktuellen Situationsmodell regulieren die *thematische Progression* vom Ausgangsthema zu intersubjektiv akzeptierten gedanklich-propositionalen Erweiterungen (Glindemann, 2009). Soziale Anlässe sind unterschiedlich themenfixiert, je institutioneller dieser Rahmen ist, umso genauer sind Themen vorgeschrieben (man denke etwa an Aussagen vor Gericht im Gegensatz zu Stammtischgesprächen). Weniger themenfixierte Anlässe bieten größere Spielräume und es kommt hier auch bei Gesunden zu einer weniger stringenten Einhaltung thematischer Vorgaben. Patienten mit kognitiven Kommunikationsstörungen wählen zum einen für die Situation

Durch Themen sind die zugelassenen Möglichkeiten reduziert

unangemessene Themen aus (indem sie z. B. mit Fremden über intime Dinge reden), zum anderen können sie oft nicht beim gewählten Thema bleiben.

Was zu einem Thema gehört und was nicht, wird in der Regel interaktiv verhandelt; Beiträge können als unpassend empfunden und/oder (auch explizit) als nicht zum Thema gehörig bewertet und kommentiert werden. Geht der Gesprächspartner auf zuletzt geäußerte thematische Aspekte ein und führt den Gedanken oder eine Modifizierung weiter, ist das Thema damit angenommen. Allerdings kann sich im Verlauf der Argumentation auch scheinbar Unwichtiges zum relevanten Gesichtspunkt entwickeln, sodass wir manche Exkurse gelegentlich probehalber zulassen (sollten), bis sie sich als sinnvoll erwiesen haben – oder nicht. In diesem Prozess der thematischen Progression werden vorgeschlagene Möglichkeiten ständig verhandelt, ratifiziert oder verworfen (Goffman, 1976).

Thematische Progression

Bei der Beurteilung der Kohärenz von Äußerungs- und Handlungsfolgen stellt sich für den Kliniker das diagnostische Problem, dass es auch zum Kommunikationsalltag Gesunder gehört, dass sich Themen nicht immer linear entwickeln. In vielen nicht themenzentrierten Gesprächen kommen die Menschen „vom Hölzchen aufs Stöckchen", argumentieren unsachlich, assoziativ oder emotional, ohne dass eine neurogene Pathologie vorliegt. Erst wenn solche Beobachtungen bei Patienten nach neurologisch relevanten Ereignissen in einer bestimmten Intensität oder Frequenz vorliegen, können wir eine kognitive Kommunikationsstörung vermuten und sollten nach Zusammenhängen mit kognitiven Symptomen suchen. In jedem Falle ist es unerlässlich, auch fremdanamnestisch bei Familienangehörigen oder anderen Bezugspersonen das prämorbide Kommunikationsverhalten zu eruieren und Veränderungen seit der Erkrankung zu erfragen. Zusätzlich können Abweichungen vom gemeinsamen Thema auch zu psychiatrischen Störungsbildern gehören (AMDP, 2000, S. 70), auf die hier nicht näher eingegangen werden kann.

Auch Gesunde argumentieren gelegentlich unsachlich, assoziativ oder emotional

Das prämorbide Kommunikationsverhalten ist unbedingt fremdanamnestisch zu eruieren

Der Begriff der *Weitschweifigkeit*, mit dem ein *Shifting* vom gemeinsamen Thema zu einem assoziierten anderen Thema oder in Assoziationsketten zu mehreren anderen (teilweise völlig unverbundenen) Themen gemeint ist, bezeichnet nur eine Spielform der thematischen Abweichungen. Es kann auch sein, dass Patienten den thematischen Horizont der letzten Äußerungen des Gesprächspartners nicht völlig außer Acht lassen, sondern dass sie sich ausführlich zu einem Nebenaspekt des Themas und damit lediglich *tangential* äußern. Hier kommt auf besondere Weise zum Tragen, dass Patienten mit dysexekutiven Symptomen Probleme haben, Wichtiges von Unwichtigem zu unterscheiden. Eine weitere, damit eng verbundene Form der thematischen Abweichungen besteht darin, dass sich Patienten in *irrelevante Aspekte* eines Themas verlieren, ohne dabei den Zusammenhang mit dem Ausgangspunkt wieder herzustellen; Mentis und Prutting (1987) haben hierfür den Begriff

Formen thematischer Abweichungen

overdetailled talk eingeführt. Die Patienten verlieren den Überblick über die kohärenten Zusammenhänge und bearbeiten Einzelheiten unwichtiger Nebenschauplätze.

Für die Planung therapeutischer Interventionen kann es überaus wichtig sein, die kommunikativen Handlungen der Patienten mit kognitiven Kommunikationsstörungen auf Kohärenz und die verschiedenen Spielformen der thematischen Verletzungen hin zu analysieren. Allerdings sehen wir in der Klinik immer wieder Patienten, bei denen auch Mischformen vorliegen.

Mischformen sind möglich

2.1.4 Antriebsstörungen und verändertes Aktivationsniveau

Kommunikationspartner müssen kontrollieren können, wie ausführlich sie sich zu welchen Aspekten des gemeinsamen Themas äußern wollen. Thematische Abschweifungen als Folge von Hirnläsionen gehen oft einher mit großem Rededrang der Patienten; hier handelt es sich offenbar um Äußerungsformen deutlicher *Enthemmungsphänomene* (Ardila, 2012; Baddeley, 1986). Prosiegel und Böttcher (2006) sprechen in diesem Zusammenhang von einer „*Plussymptomatik*", bei der Patienten sich ausgesprochen ausführlich mitteilen und dabei den Überblick über die propositional-sachliche Struktur des gemeinsamen Themas verlieren (vgl. Glindemann & von Cramon, 1995). Besonders im Zusammenhang mit Einschränkungen des Arbeitsgedächtnisses kann es sein, dass sie darüber ihre kommunikativen Ziele aus den Augen verlieren.

Plus-symptomatik

Demgegenüber müssen Interaktionspartner ein Mindestmaß an Antriebs- und Aktivierungsleistungen erbringen können, um den Interaktionsprozess in Gang halten zu können. Von Cramon et al. (1992) charakterisieren entsprechend gestörte Interaktionen mit den Begriffen Apathie, Abulie und Hypobulie (vgl. auch Oder & Wurzer, 2006). Diese Patienten, die eher initiativlos sind und deren Störungsbild mit dem Begriff der *Minussymptomatik* etikettiert wird (Prosiegel & Böttcher, 2006), verhalten sich in der Kommunikation ausgesprochen reaktiv und zurückhaltend, antworten (wenn überhaupt) sehr einsilbig und nicht selten inhaltsleer. Sie sind oft kaum in der Lage, verbale und nonverbale Äußerungen oder kommunikative Handlungen aufmerksam wahrzunehmen und/oder im situativen Kontext angemessen zu interpretieren, geschweige denn selbst komplexe Handlungen auszuführen (Goldenberg, 2017). Auf diese Weise kann der Interaktionsprozess ebenfalls deutlich gestört werden, da diese Patienten den Gesprächsschritt in der Regel nicht von sich aus beanspruchen, kein Thema initiieren und nichts zur thematischen Progression beitragen. In der Alltagskommunikation reagieren sie mühsam, mit großen zeitlichen Verzögerungen und inhaltlich oft unspezifisch und unverständlich (vgl. Wenz, 1999a; Schellhorn & Pössl, 2002).

Minus-symptomatik

2.1.5 Mangel an Störungsbewusstsein

Häufig beobachten wir bei Patienten mit kognitiven Kommunikationsstörungen, dass sie ein *eingeschränktes Störungsbewusstsein* haben. Die ohnehin schon gestörte Interaktion mit ihnen wird dadurch zusätzlich deutlich schwieriger. Denn diese Patienten tragen ihren kognitiven Symptomen bei der Planung, Ausführung und Kontrolle des kommunikativen Handelns nicht ausreichend Rechnung und es kommt zu Problemen im Interaktionsverlauf.

Es handelt sich hier um ein Phänomen, das häufig gemeinsam mit dysexekutiven Störungsprofilen auftritt. Wir sprechen von *Anosognosie* oder *Unawareness*. Karnath (2003, S. 613) definiert Anosognosie als das mit einer umschriebenen Hirnschädigung einhergehende pathologische Nichterkennen einer offensichtlich bestehenden neurologischen Störung (vgl. auch Prigatano, 2004; Goldenberg 2017 sowie das Fallbeispiel in Kapitel 7.1).

Die Konfrontation mit kognitiven Symptomen ist bei Patienten mit Anosognosie besonders schwierig

Mangelnde Störungseinsicht liegt in verschiedenen Ausprägungen vor (vgl. das Phasenmodell von Kerkhoff et al., 2008). Die Krankheitseinsicht kann (meistens initial) *völlig fehlen*; die Betroffenen mit kognitiven Kommunikationsstörungen bemerken nicht, dass sie beispielsweise vom Thema abschweifen oder dass sie sich im Gespräch distanzlos verhalten. Schon eine behutsame Konfrontation mit Symptomen, die sie selber nicht bemerken können, kann für diese Patienten eine große emotionale Belastung sein. Teilweise fühlen sie sich ungerechtfertigt kritisiert und verstehen nicht, warum gerade sie für mögliche Missverständnisse im Gespräch verantwortlich sein sollen. Bei Patienten mit erhöhtem Rededrang kann der vorsichtige Hinweis, sie redeten (zu) viel, zu deutlichen Irritationen oder gar zu Verärgerung oder Misstrauen führen. Was diese Patienten in der konkreten Kommunikationssituation nicht bemerken, können sie beim Betrachten von Videoaufnahmen ihres Verhaltens gelegentlich durchaus als auffällig erkennen.

Frühzeitige Mobilisierung und Aktivierung fördert eine realistische Krankheitseinsicht

Goldenberg (2017) beschreibt, dass eine frühzeitige Mobilisierung und Aktivierung sowie ein früher Beginn störungsspezifischer Funktionstherapien eine realistische Krankheitseinsicht fördert. Durch entsprechende Rückmeldungen auch der Angehörigen oder von Therapeuten in ersten Funktionstherapien, in denen an einzelnen kommunikativen Symptomen gearbeitet wurde, sehen sich die Betroffenen oft damit konfrontiert, dass ihnen glaubhaft *Symptome rückgemeldet werden*, die sie selber nicht wahrnehmen können. Wenn die Therapeut-Patient-Beziehung vertrauensvoll und konstruktiv ist, können Patienten die Schilderung von Symptomen und ihren Konsequenzen in der Alltagskommunikation deutlich leichter annehmen und einbeziehen. Trotzdem stoßen Therapeuten auch in dieser Phase immer wieder an Grenzen, wenn sie mit Patienten an Symptomen arbeiten sollen, die in deren Bewusstsein nicht existieren.

In einem nächsten Schritt können Betroffene in Alltagssituationen oder auch in Therapien *Einsichten* entwickeln, in denen die Kommunikation nicht reibungslos funktioniert. Entweder sie bemerken es selbst oder gesunde Gesprächspartner melden in solchen Situationen explizit oder implizit zurück, dass hier Auffälligkeiten vorliegen. Diese *ersten Einsichten in ihre Symptomatik* beziehen die Betroffenen häufig jedoch noch nicht in ihre Situationsdefinitionen und die Planung ihrer kommunikativen Handlungen mit ein. Es kommt häufig zu Rationalisierungen oder die Betroffenen weisen anderen Interaktionspartnern die Verantwortung für kommunikative Krisen oder Missverständnisse zu. Nachdem der letzte Schritt vollzogen ist, bei dem die Betroffenen tatsächlich eine *vorausschauende Einsicht* (Kerkhoff et al., 2008) in die Planung und Kontrolle von Äußerungen und Handlungen haben, gelingen kommunikative Handlungen deutlich erfolgreicher.

Erste Einsichten in die Symptomatik beziehen die Betroffenen oft noch nicht in die Handlungsplanung mit ein

Erst wenn eine vorausschauende Einsicht vorliegt, gelingen kommunikative Handlungen erfolgreicher

Die Entwicklung des Störungsbewusstseins verläuft selten kontinuierlich und linear. In Abhängigkeit vom allgemeinen Gesundheitszustand, von Befindlichkeiten, vom situativen Kontext, von der Anwesenheit bestimmter Bezugspersonen oder im Zusammenhang mit kritischen Themen (biografische Perspektiven, Berufsunfähigkeit, materielle Einbußen etc.) können immer wieder Veränderungen der Störungseinsicht und sogar Rückschritte beobachtet werden. Auch Patienten, die in Therapien bereits erfolgreich auf die Einhaltung von Instruktionen und Regeln geachtet hatten, können in anderen Situationen von den Konsequenzen ihres Kommunikationsverhaltens für das Gespräch völlig überrascht sein.

Störungsbewusstsein entwickelt sich selten linear

Karnath (2003) stellt eine Reihe interessanter Erklärungshypothesen für die Einschränkungen des Störungsbewusstseins vor. Dabei werden Störungen der Informationsaufnahme und -weiterleitung diskutiert, Defizite der Selbstbeobachtung, Störungen *neuronaler Bewusstseinssysteme* (McGlynn & Schacter, 1989), Mechanismen der Selbsttäuschung sowie psychodynamische Faktoren. Karnath (2003, S. 613) geht davon aus, „dass die Symptomatik eine neurologische Ursache hat und nicht die psychische Reaktion auf die eingetretene Behinderung darstellt."

Erklärungshypothesen zu Anosognosien

Für die Prognose ist festzuhalten, dass sich eine realistischere Einschätzung der Krankheitsfolgen in den ersten Monaten nach dem Krankheitsereignis auch *spontan* entwickeln kann. Solange hier noch (deutliche) Einschränkungen zu beobachten sind, bleiben therapeutische Interventionen schwierig. Es kann sogar sein, dass Patienten therapeutische Übungen unnötig oder gar lächerlich finden, weil sie nicht bemerken können, dass hier genau das bearbeitet werden soll, was ihre kognitiven Kommunikationsstörungen ausmacht. Entwickelt sich die gestörte Krankheitseinsicht dauerhaft nicht zurück, sind Rehabilitationsmaßnahmen erfahrungsgemäß kaum erfolgreich.

Ein geringes Störungsbewusstsein verringert den Rehabilitationserfolg deutlich

Es ist wenig überraschend, dass Patienten mit dysexekutiver Symptomatik, die ihre gestörten kommunikativen Handlungen als solche nicht wahrnehmen können, auch große Probleme bei der Rückkehr in ihren Alltag haben. Goldenberg (2017) beschreibt, dass Betroffene ihr verändertes Verhalten nach

Ein eingeschränktes Störungsbewusstsein stört die Rückkehr in den Alltag

der Hirnschädigung oft nicht aus der Perspektive ihrer Gesprächspartner sehen können und keine *Theory of Mind* entwickeln (vgl. Kapitel 2.1.1), die ihnen ermöglichen könnte, Pathomechanismen und kommunikative Konfliktsituationen realistischer einzuschätzen.

2.1.6 Sprachliche Abweichungen

Kognitive Defizite verursachen auch Probleme bei verbalen und nonverbalen Äußerungen und Handlungen

Auch wenn wir bisher erläutert haben, dass kognitive Kommunikationsstörungen *nicht primär* (wie bei den Aphasien) durch Einschränkungen des Sprachsystems verursacht werden, sondern vor allem durch kognitive Defizite bei der nicht-sprachlichen Organisation verbaler und nonverbaler Äußerungen und Handlungen (vgl. Kaczmarek, 1984), beobachten wir dennoch *Wortwahlfehler* und semantisch *vage, undifferenzierte Formulierungen* (z. B. Prigatano et al., 1986; Glindemann & von Cramon, 1995). Es handelt sich um kognitive Beeinträchtigungen beim „effizienten und effektiven Wortabruf" (Prigatano, 2004, S. 86) und eine *herabgesetzte Wortflüssigkeit* (z. B. Joanette et al., 1988). Prigatano et al. (1986) sprechen von nicht-aphasischen oder subklinischen Sprachstörungen (vgl. Kapitel 1.3).

Darüber hinaus werden Sprachverständnisprobleme bei auditiver Vorgabe, die unangemessene Aufrechterhaltung eines Gedankens und eine tangentiale Spontansprache im Zusammenhang mit gestörter Wortfindung oder Gedächtnisproblemen beschrieben. Unter Hinweis auf Oddy et al. (1985) weist Prigatano (2004) darauf hin, dass diese Patienten einer Unterhaltung nicht uneingeschränkt folgen können, wenn mehr als zwei Sprecher beteiligt sind. Er verweist auch auf eine Untersuchung von Lackner und Shattuck-Hufnagel (1982), die Langzeitfolgen nach SHT untersucht haben; die Betroffenen hatten unter anderem große Probleme, gehörte Wortlisten oder Sätze auf ihre Korrektheit hin zu kontrollieren.

Die Patienten verwenden unangemessene und stilistisch inadäquate Formulierungen

Die Betroffenen aktivieren in sprachlichen Interaktionen teilweise *die falschen Stilregister* und/oder einen *unangemessen elaborierten, oft niederfrequenten Wortschatz*. Dabei können wir immer wieder beobachten, wie sie eher floskelhaft und *ohne Zugewinn substanzieller Informationen* formulieren. Bei schwerwiegenderen Störungsprofilen neigen diese Patienten auch zu stereotyp wiederkehrenden Begriffen. Teilweise sehen wir sogar (sprachliche) Perseverationen (vgl. Karnath & Wallesch, 1992; Ulsperger & von Cramon, 2003). In der Interaktion vernachlässigen die Betroffenen selber diese Abweichungen und verhalten sich ihren eigenen missverständlichen und fehlerhaften Formulierungen gegenüber unkritisch oder gleichgültig.

Als weiterer Aspekt des gestörten Kommunikationsverhaltens wird in der Literatur ein erhöhter Rededrang beschrieben; z. B. nennen Matthes-von Cramon und von Cramon (2000) bei den sozial störenden Verhaltensweisen die

Logorrhoe und Prigatano (2004, S. 86) spricht von übermäßig wortreicher oder geschwätziger Kommunikation.

Der folgende (gekürzte) Gesprächsausschnitt illustriert solche sprachlichen Auffälligkeiten eines Patienten mit kognitiven Kommunikationsstörungen nach bifrontalen Läsionen infolge eines SHTs.

> Der *Patient* RW (52 Jahre alt), Jurist bei einer großen Versicherung, bifrontale Hirnschädigung nach SHT bei einem Fahrradunfall, ausgeprägte dysexekutive Störungen und kognitive Kommunikationsstörungen mit der Neigung zu inhaltsleeren Floskeln und Weitschweifigkeit. Seine Antworten waren in der Untersuchungssituation deutlich länger als hier abgedruckt. Im Gesprächsausschnitt ist durch (...) gekennzeichnet, wo die Antworten des Patienten gekürzt wurden.
>
> *U:* Was ist denn da genau passiert?
>
> *P:* Ach, was soll ich sagen ... ähh das war so ein äh, so ein Ding, sage ich Ihnen ... spektakulär in äh gewissen Hinsichten schon und wirklich absichtslos so ... äh markant ... und irgendwie äh ... was soll ich sagen? (...)
>
> *U:* Erzählen Sie doch mal ganz genau!
>
> *P:* was soll ich Ihnen da sagen? äh ... naja, ein mh präventiöses Ereignis eben ... mit durchaus äh ... ähh schweren äh Konsequenzen oder so (...)
>
> *U:* Schildern Sie doch mal konkret, was da passiert ist.
>
> *P:* Ach, was soll ich sagen? die Situation war anschließend prekär ... mh, äh ja gar nicht im Kalkül, also wer rechnet mit solchen ähh diesen äh Kalamitäten oder sonst? was soll ich sagen (?) also ... (...)
>
> *U:* Schildern sie den Unfall doch mal ganz genau. Sie waren mit dem Auto unterwegs? Was ist dann passiert?
>
> *P:* Also, was soll ich ihnen sagen? das Fahrzeug äh also zwei Räder, also äh Fahrrad ... sozusagen ... gelang ohne jegliche Kontrolle gegen diese außergewöhnliche Situation ... äh sozusagen ... mh (...)

Die Äußerungen bleiben völlig unkonkret; der Patient verwendet viele Fremdwörter und formuliert stilistisch ungewöhnlich

Der Untersucher (U) versucht vergeblich etwas über den Unfallhergang zu erfahren; der Patient (P) bleibt mit seinen Antworten semantisch sehr vage. Er referiert auf den Unfall im Wesentlichen mit völlig unkonkreten Begriffen wie z.B. „so ein Ding", „ein Ereignis" oder „die Situation" usw. Der niederfrequente Begriff „Kalamitäten" deutet am ehesten an, dass etwas Unangenehmes geschehen ist. Konkrete Hinweise wie verkehrstechnische oder unfallspezifische Angaben wie beispielsweise „Vorfahrt", „Zusammenstoß" oder „Sturz" fehlen völlig.Bei den Adjektiven/Adverbien fällt auf, dass der Patient gehäuft Fremdwörter wie „spektakulär" oder „prekär" verwendet. Ob „markant" bei der Beschreibung des Unfalls ein Wortwahlfehler ist, kann man diskutieren, aber „präventiös" ist in jedem Falle ein Neologismus. Auch wenn der Patient als Jurist über einen elaborierten Wortschatz verfügt haben wird, ist seine Wortwahl stilistisch insgesamt auffällig, wie auch das Wort „absichtslos" oder der ungewöhnliche Plural bei „gewisse Hinsichten" belegen. Auch die Formulierung „Das Fahrrad gelang gegen die Situation" ist fehlerhaft und stilistisch bemerkenswert. Die Angabe „...ohne jegliche Kontrolle gegen diese außergewöhnliche Situation" ist letztlich keine Präzisierung; der Untersucher erfährt hier wieder nichts darüber, wie es zum Unfall kam. Es gibt in dem kurzen Gesprächsausschnitt viele Interjektionen („äh", „ähh", „mh") und Latenzen, die lexikalisches Suchverhalten markieren. Der Wortabruf ist hier offenkundig gestört (z. B. „ähh das war so ein äh, so ein Ding" oder „so ... äh markant ... und irgendwie äh ... was soll ich sagen?" oder „das Fahrzeug äh also zwei Räder, also äh Fahrrad ... sozusagen ..."). Die wenig informative Floskel „Was soll ich (Ihnen) sagen?" wird in mehreren Gesprächsschritten sogar mehrfach geäußert.

Semantisch-lexikalische Verarbeitungsstörungen können Folge verschiedener neurologischer Krankheiten sein

Die Beeinträchtigung in der Wortflüssigkeit und beim semantischen Verarbeiten sind häufige Symptome gestörter Sprachverarbeitung nach Hirnschädigung. Wortfindungsstörungen können auch bei reduzierten Aufmerksamkeits- oder Gedächtnisleistungen beobachtet werden. Viele neurologische Erkrankungen wirken sich auf die *Wortflüssigkeit* aus (z. B. nach SHT, vaskulären Erkrankungen, primär progressiver Aphasie). Diese Beeinträchtigungen beim semantisch-lexikalischen Verarbeiten werden deutlicher, wenn die Wortgenerierung im Test unter Zeitdruck gefordert ist, und wenn möglichst viele Begriffe in einer umschriebenen semantischen Kategorie abgerufen werden müssen. Typische Fehler im Rahmen von kognitiven Sprach- und Kommunikationsstörungen sind Kategorienverstöße. Es kann aber auch eine reduzierte Wortflüssigkeit mit hohen Antwortlatenzen und Pausen vorliegen. In Abbildung 3 sind diese semantisch-lexikalischen Störungen in der Einzelwortverarbeitung zusammengefasst. Sie stehen häufig im Kontrast zu weniger beeinträchtigten Leistungen beim konfrontativen Benennen. Frattali et al. (2007) berichten, dass vor allem nach präfrontalen Läsionen der linken Hemisphäre die Wortflüssigkeit, das verbale Lernen und das Verarbeiten von Mehrdeutigkeiten (semantischen Ambiguitäten) und Nebenbedeutungen (Konnotationen) mehr beeinträchtigt ist als bei Patienten mit rechtsfrontalen Läsionen (vgl. auch Benton, 1968). In diesem Zusammenhang werden gestörte *Inhibitionsmechanismen* und eingeschränkte *Selektionsprozesse* diskutiert, die intakte präfrontale Areale erfordern. So müsse beim kontextspezifischen Verstehen von semantischen Ambiguitäten aus mehreren aktivierten Bedeutungsvarianten die nicht zum Kontext passende Bedeutung gehemmt werden, während die adäquate Variante selektiert werden müsse.

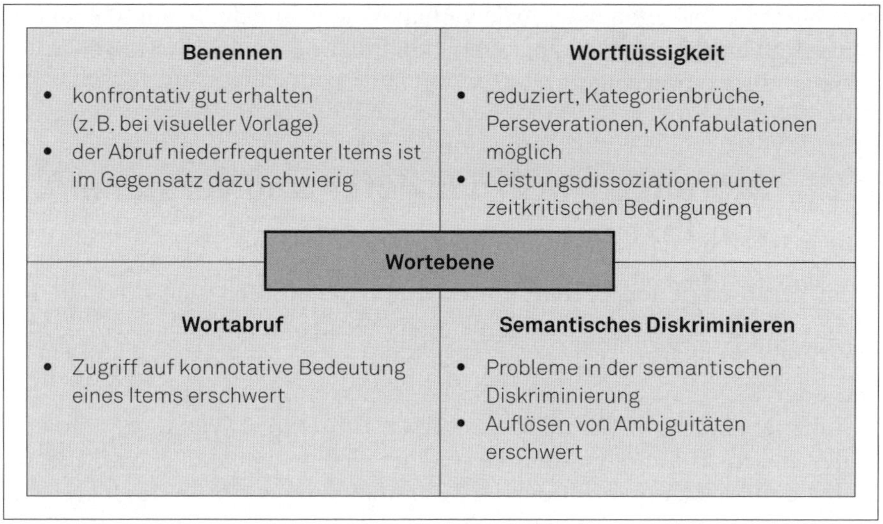

Abbildung 3: Störungen und Dissoziationen in der Verarbeitung auf Wortebene

Ein völlig anderes, häufig beschriebenes Symptom nach rechtshemisphärischen Läsionen sind rezeptive und produktive Störungen der *tonalen Modulation* oder *Prosodie* (Guranski & Podemski, 2015; Tompkins & Mateer, 1985; vgl. zu den Auswirkungen auf kommunikative Handlungen Kapitel 2.1.2).

Störungen der Prosodie

Prosodische Störungen können Begleitsymptom einer Dysarthrie, also einer sprechmotorischen Störung sein, die nach einer Schädigung des oberen motorischen Neurons zu einer Reduzierung von Kraft und Geschwindigkeit der artikulationsrelevanten Muskulatur führen kann. Patienten mit rechtshemisphärischen Schädigungen fallen im Gespräch teilweise durch eine nivellierte oder monotone Sprechweise auf. Sie sind nicht mehr in der Lage, ihre eigene kommunikative Intention prosodisch adäquat zu markieren. Sie können aber auch Schwierigkeiten haben, prosodische Informationen kontextspezifisch zu interpretieren (Ferré et al., 2011). Diese Schwierigkeiten bei der Interpretation der Bedeutung kommunikativer Handlungen zeigen sich beispielsweise im Verstehen von Ironie. Menschen mit Schädigung von rechtshemisphärischen Hirnarealen können die Intention des Gesprächspartners nicht immer ohne weiteres erfassen und auch ihre eigene kommunikative Intention nicht entsprechend prosodisch markieren (Baldo et al., 2016; Champagne-Lavau, 2015).

Humorverstehen

Im Rahmen einer Studie zum Humorverstehen belegen Heath und Blonder (2005) einen signifikanten Zusammenhang zwischen Humorempfinden und der Fähigkeit, emotionale Prosodie sowie mimische Emotionen zu dekodieren. Die Patienten mit guten Ergebnissen im Erkennen von prosodisch und mimisch ausgedrückten Emotionen verfügten bei Befragung ihrer Bezugspersonen über ein adäquates Sozialverhalten, während die Patienten mit Defiziten im Verarbeiten dieser paraverbalen Inhalte Beeinträchtigungen in der sozialen Interaktion zeigten.

2.2 Störungen im Produzieren und Verstehen von Texten

Beim Verarbeiten von Textstrukturen liegen die Störungsschwerpunkte bei Patienten mit kognitiven Kommunikationsstörung im Produzieren und/oder Erfassen der kohärenten Textorganisation in größeren Einheiten wie Absätzen oder Kapiteln, die auch als Propositionskomplexe aufgefasst werden (Brinker et al., 2014). Wir nennen sie *Makrostrukturen*. Wichtige Parameter in der makrostrukturellen Analyse sind die globale und lokale *Kohärenz*; sie bilden den logisch-propositionalen Zusammenhang eines Textes insgesamt oder an einzelnen Textstellen ab. Demgegenüber versteht man unter *Kohäsion* die Verknüpfung der Bedeutungseinheiten durch sprachliche Mittel (Regenbrecht et al., 1992). Texte sind referenziell unterspezifiziert; das bedeutet, dass nicht alles direkt versprachlicht ist, was thematisiert wird (Janich, 2008; Stutterheim & Klein, 2008). Trotzdem verstehen wir implizite Textinhalte, da wir beim Textverstehen *Inferenzen* bilden. Wir verknüpfen dabei Informationen aus der Textbasis (propositionaler Gehalt) mit dem Weltwissen oder mit Propositionen aus der Textvorlage untereinander (Claros-Salinas,

Makrostrukturen

Kohärenz und Kohäsion

Inferenzen

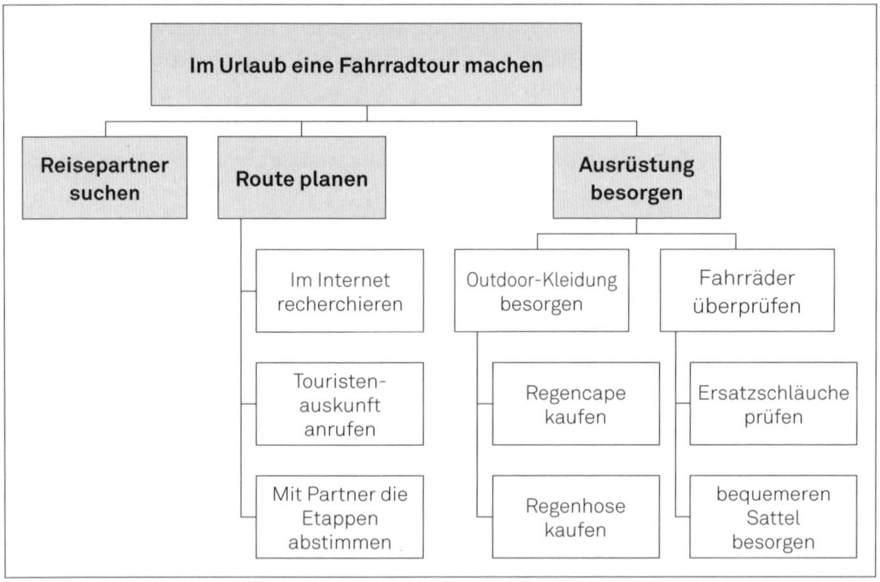

Abbildung 4: Struktur eines prozeduralen Texts: Aufgliederung des Themas in Teilthemen

1993; Ferstl & Kintsch, 1999). Dabei wenden wir *Makrooperationen* wie Auslassen, Selektieren, Generalisieren etc. an, um kohärente Bedeutungsstrukturen im Text herzustellen bzw. nachzuvollziehen.

Makrooperationen

Texte werden nach unterschiedlichen Textsorten bzw. -typen klassifiziert (Brinker et al., 2014). Die Textsorten haben verschiedene Funktionen und formale Strukturen. Beispielsweise sind *deskriptive Texte* Beschreibungen von Sachverhalten (z. B. Produktbeschreibungen). *Prozedurale Texte* kennzeichnen Handlungsvorgänge wie z. B. die Planung eines Ereignisses (vgl. Abbildung 4).

Makrostrukturelle Verarbeitung unterschiedlicher Textsorten

Durch diese Unterschiede einzelner Textsorten sind makrostrukturelle Prozesse bei der Textkonstruktion und beim Textverstehen in unterschiedlicher Ausprägung gefordert. Bei prozeduralen Texten steht das *Selektieren* und *Sequenzieren* von obligatorischen Propositionen im Vordergrund. Bei narrativen Texten sind mehr *inferentielle Prozesse* (z. B. zu den Intentionen von Handlungsträgern) gefordert und die Themenentwicklung ist nach *episodischen Merkmalen* (Ereignis, Episode, Komplikation, Auflösung etc.) aufgebaut (vgl. Abbildung 5).

Das Verarbeiten von Inferenzen benötigt planerische Fähigkeiten, einen stabilen Aufmerksamkeitsfokus und eine ausreichende Arbeitsgedächtniskapazität (Büttner, 2014c). Inferenzen können nicht nur in mündlichen oder geschriebenen Texten, sondern auch in der *Text-Bild-Interaktion* auftreten. Beim Ordnen von *Bildern zu Sequenzen* oder beim *Erzählen von Bildgeschichten* werden ebenfalls Inferenzen gefordert (Schnotz & Bannert, 1999).

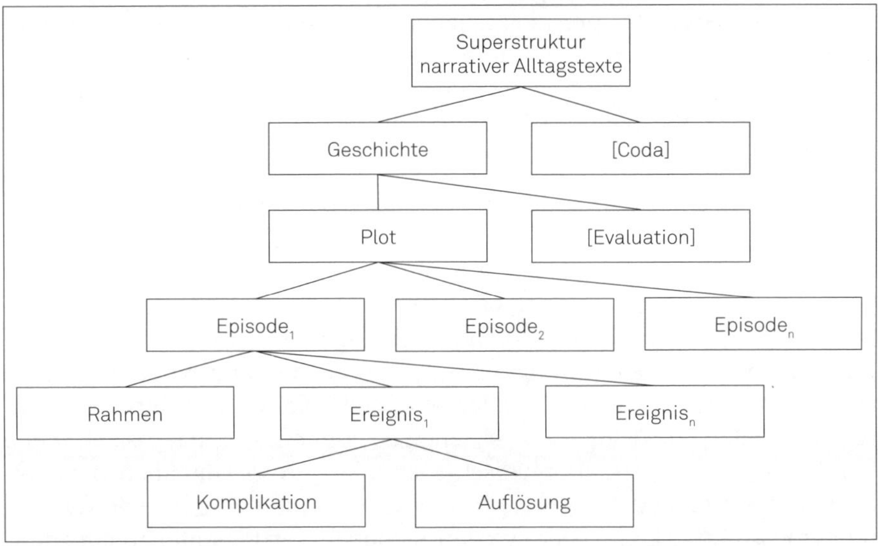

Abbildung 5: Struktur eines narrativen Textes (van Dijk, 1980, aus Klingenberg, 1997)

Da Texte Planungsprozesse und semantische Integrationsprozesse über die Wort- und Satz-Ebene in Sätzen hinaus erfordern, sind sie für die Analyse kognitiver Kommunikationsstörungen besonders gut geeignet, denn diese Patienten haben gerade beim Aufbau kohärenter Strukturen und mentaler Modelle Schwierigkeiten (Lê et al., 2012).

Symptome auf Textebene:

- Defizite beim Verarbeiten impliziter Textinformation,
- Defizite im Generalisieren und Abstrahieren von Textinformation (z. B. Titel finden),
- Schwierigkeiten im Verarbeiten von semantischen Inferenzen (z. B. Pointen),
- Sequenzierungsfehler: Sinneinheiten können nicht nach kausalen, konditionalen und temporalen Aspekten verarbeitet werden.

(vgl. Togher et al., 2014; Überblick in Büttner, 2014a)

Kognitive Einschränkungen bei der Verarbeitung von Texten

Störungen bei der Enkodierung relevanter Textinformationen werden in Verbindung mit reduzierten Gedächtniskapazitäten gesehen. Das Generieren von kausalen Inferenzen *(bridging inference)* wird mehr mit Störungen von Exekutivfunktionen in Verbindung gebracht (z. B. Peach & Coelho, 2016). Es kommt aufgrund der Planungsstörung zu Problemen beim Generieren von Inferenzen, um Kohärenzlücken zu schließen. Auch Schwierigkeiten mit dem Perspektivwechsel sind etwa bei narrativen Texten typische Symptome kognitiver Kommunikationsstörungen an der Schnittstelle von sozio-kognitiven und sprachplanerischen Fähigkeiten. Wenn das letzte Bild einer Bildsequenz ein überraschendes Moment zeigt, haben Patienten Probleme bei dessen Integration in die Textbasis. Vor allem Patienten mit Exekutivstörungen können häufig nicht die *Motivation von Handlungsträgern* erkennen und diese nicht in Bezug zu den Episoden des Erzählstrangs setzen (Büttner, 2016c; Ferstl et al., 1999; vgl. Beispiel 9.8 in Goldenberg, 2017).

Bereits während der Bearbeitung des Textmaterials können in der Verhaltensbeobachtung Symptome einer gestörten makrostrukturellen Organisation deutlich werden (vgl. Kapitel 5.5.; z. B. übermäßig viele assoziative Äußerungen „Das erinnert mich daran, dass ...“). Im Zusammenhang mit gestörten Inhibitionsleistungen kann es auch zu Störungen in der thematischen Progression kommen. Der Störungsschwerpunkt bei der Verarbeitung von Texten liegt bei diesen Patienten in den eingeschränkten Fähigkeit, Textkohärenz herstellen und/oder nachvollziehen zu können. Die makrostrukturelle Verarbeitung, die Interaktion verschiedener kognitiver Domänen, sprachlicher Fähigkeiten und *Monitoring*-Prozesse, mit denen Vorgänge der Bedeutungskonstruktion kontrolliert werden, stehen diesen Patienten nur unzureichend zur Verfügung (Ferstl et al., 2005; Zalla et al., 2002).

3 Ätiologien der kognitiven Kommunikationsstörungen

In internationalen Umfragen und von Fachverbänden (z. B. American Speech-Language-Hearing Association, 2005; Frith et al., 2014; Siewert, 2014) werden SHTs bei den Krankheiten mit *akutem Beginn* als häufigste Ursache für kognitive Kommunikationsstörungen genannt. Aber auch bei Schlaganfällen werden in Ergänzung zu den aphasischen Sprachstörungen verschiedene Typen von kognitiv bedingten Sprach- und Kommunikationsstörungen berichtet (vgl. Kapitel 1.2). In neueren Publikationen werden Störungen der Sprachverarbeitung und im Kommunikationsverhalten auch bei Hirntumoren (Finch & Copland, 2014) und Erkrankungen mit *progredientem Verlauf* wie primär progressiven Aphasien (Gorno-Tempini et al., 2011) und progressiver supranukleärer Blickparese (Robinson et al., 2015) bzw. bei Krankheiten mit *schubförmigem Verlauf* wie Multiple Sklerose (Kujala et al., 1996; Renauld et al., 2016) beschrieben. Rosenthal und Hillis (2012, S. 38) geben eine Übersicht (vgl. Kasten) zu neurologischen Erkrankungen, die zu Sprachstörungen führen können und die mit kognitiven Dysfunktionen assoziiert sind.

Mögliche Ätiologie von Kognitiven Kommunikationsstörungen (in Anlehnung an Rosenthal & Hillis, 2012a)

Erkrankungen mit akutem Beginn und Verbesserungspotential

- Infarkte (v. a. der Arteria cerebri anterior und media (rechts))
- Ischämien
- Intrazerebrale Blutungen
- Subduralhämatome
- Subarachnoidalblutungen
- Schädel-Hirn-Traumen
- Abszesse
- Enzephalien
- akute disseminierte Enzephalomyelitis (ADEM)

Erkrankungen des Immunsystems

- Progressive multifokale Leukoenzephalopathie
- Immunrekonsitutionssyndrom (IRIS)

Erkrankungen mit schubförmigen Verlauf

- Multiple Sklerose (MS)
- Systemischer Lupus erythematosus (SLE)

Erkrankungen mit progredienten Verlauf
• Demenz vom Alzheimertyp (DAT) • Morbus Parkinson (MP) • Fronto-temporale Demenzen • Progressive supranukleäre Blickparese • Cortikobasale Degeneration • Multisystematrophien • Kreutzfeld-Jakob-Erkrankung • Hirntumore
Episodische Erkrankungen
• Transitorische ischämische Attacke • Anfallserkrankungen

Auch neurologische Erkrankungen mit gestörten *Exekutivfunktionen* sind eine Ursache kognitiver Sprach- und Kommunikationsstörungen, wobei besonders dem SHT als „Prototyp einer Mehrfachläsion des exekutiven Netzwerks" eine besondere Stellung zukommt (Müller, 2013, S. 24). Dabei ist nicht nur Größe und Lokalisation fokaler Verletzungen entscheidend, sondern auch, ob diffuse Gewebsschädigungen vorliegen. Diese können zu einer mehrfachen Unterbrechung von fronto-subkortikalen Schleifensystemen führen und exekutive Störungen verursachen (Cummings, 1993; Douglas, 2010).

Das SHT als typische Ätiologie

Das SHT gehört zu den häufigsten neurologischen Erkrankungen im frühen und mittleren Erwachsenenalter. Die Zahl der Patienten mit SHT liegt in Deutschland pro Jahr bei etwa 248 000, wobei mit ca. 80 bis 90 % das leichte SHT (nach Glasgow Coma Scale) am häufigsten vertreten ist (Aschenbrenner & Biberthaler, 2012). Nach einem SHT kann es zu unterschiedlichen Kommunikationsstörungen kommen, die eine eindeutige Zuordnung zu sprachsystematischen und kognitiven Funktionsausfällen erschweren. In der Klinik können sich im kommunikativen Profil der Betroffenen Überlappungen von aphasischen Symptomen (z.B. Paraphasien, Wortfindungsstörungen) und Beeinträchtigungen im Sozialverhalten und/oder von Exekutivfunktionen zeigen (Büttner, 2017a; Ferstl et al., 1999). Die Folgen eines SHTs sind durch fokale und diffuse Schädigungen in den jeweiligen funktionalen Beeinträchtigungen sehr heterogen, wobei Läsionen des frontalen und basalen Temporallappens häufig sind (Oder & Wurzer, 2006). Die Prävalenz von Kommunikationsstörungen nach SHT wird in der internationalen Forschungsliteratur mit bis zu 70 % angegeben (Siewert, 2014, S. 30). Für den deutschsprachigen Raum liegen bislang keine genauen Angaben vor, da u.a. Screeningverfahren für Kommunikationsstörungen nach SHT nur wenig verbreitet sind bzw. die pragmatischen Aspekte der Kommunikation nicht einschließen. Damit können Störungen auf Diskursebene nicht zuverlässig erfasst werden, die zusätzlich zu Dysarthrien, Aphasien und Sprechapraxien nach einem SHT auftreten können. Drechsler (1997, S. 292) spricht in diesem Zusammenhang auch von einem „Übergangsbereich“ von kognitiven und sprachlichen Symptomen. So kann häufig nicht sicher differenziert werden, ob beispielsweise vermehrte Pausen während der Satzgenerierung als Resultat von Kapazitätseinschränkungen im Arbeitsgedächtnis, von Aufmerksamkeitsstörungen oder als fehlerhafte syntaktische Planung aufzufassen sind (Ellis & Peach, 2009). Die Äußerungen der Patienten können durchaus flüssig sein, ihre Redebeiträge sind aber häufig inhaltsarm und floskelhaft. Defizite in der Wortflüssigkeit koexistieren bei Patienten mit SHT mit Störungen in Gedächtnis- und Exekutivfunktionen (Henry & Crawford, 2004). Charakteristisch für Kommunikationsstörungen nach SHT sind Störungen auf Textebene. Die Betroffenen haben im Gespräch Schwierigkeiten, das handlungsleitende Konzept zu halten und verlieren sich in irrelevante Details (Coelho et al., 1995; Drechsler, 1997). Beim Verarbeiten von Texten zeigt sich dies in inkohärenten und inkohäsiven Verknüpfungen von Propositionen.

4 Anatomische und pathogenetische Aspekte der kognitiven Kommunikationsstörungen

Nicht nur Areale der sprachdominanten Hemisphäre verursachen die *heterogenen Pathomechanismen*, sondern auch Läsionen im frontalen Cortex, in rechtshemisphärischen und/oder subkortikalen Bereichen.

4.1 Schädigungen des frontalen Cortex

Tumore, Infarkte oder Blutungen im Bereich der vorderen Äste der Arteria media (rechts) oder der Arteria communicans anterior können zur Schädigung des frontalen Cortex führen. Auch SHTs und fronto-temporale Demenzen verursachen Verletzungen frontaler Hirnstrukturen, die Störungen im kommunikativen Handeln der Betroffenen auslösen (McDonald, 2008). Diese Störungen können als Folge von Beeinträchtigungen in der kognitiven oder sozio-emotionalen Kontrolle auftreten oder sich aus einer gestörten Interaktion von „höheren“ linguistischen Fähigkeiten ergeben (Togher et al., 2014). Vor allem nach Läsionen der präfrontalen Areale, die als Regulierungsstelle exekutiver Funktionen gelten, und die maßgeblich zur Steuerung von Handlungsmustern beitragen, können heterogene Verhaltensauffälligkeiten auftreten. Diese können sich in einer mangelnden emotionalen Kontrolle, einer Störung der Impulsivität oder einer reduzierten Flexibilität zeigen (Wood et al., 2005). Auch Störungen der Selbstreflexion und der Self-Awareness werden in Verbindung mit präfrontalen Strukturen gesehen. Sie können mit einer unrealistisch optimistischen Sicht auf die Situation *(Anosodiaphorie)*, aber auch mit einem reduzierten bis fehlenden Störungsbewusstsein *(Anosognosie)* einhergehen (Karnath & Kammer, 2003; Prosiegel, 2002). Patienten mit Schädigungen dieser Bereiche des Stirnhirns zeigen besonders in den pragmatischen Fähigkeiten und bei komplexen sprachlichen Anforderungen Auf-

Tabelle 2: Übersicht zu sprachlich-kommunikativen und exekutiven Störungen nach frontalen Läsionen

Betroffenes Hirnareal	Typische sprachlich-kommunikative Auffälligkeiten	Assoziierte dysexekutive Symptome
Orbitofrontale Areale	• Hohe Anzahl von lexikalischen Fehlern oder/und Kategoriefehlern bei Wortflüssigkeitsaufgaben • Verlieren in Details, Neigung zu Weitschweifigkeit und Tangentialität auf Gesprächsebene • Beharren auf persönlich relevanten Themen • Schwierigkeiten, Perspektive des Gesprächspartners einzunehmen • Missachten von Höflichkeitsformen und sprachlichen Registern (z. B. angemessene Anredeformen)	• Reduzierte soziale Intelligenz bzw. Empathiefähigkeit, Enthemmung, mangelnde Impulskontrolle, Störung der Affektsteuerung
Dorsolaterale Areale	• Reduzierte Wortflüssigkeit • Reduziertes verbales Lernen • Reduzierte und rigide Sprachproduktion mit wenig Inhaltswörtern und reduzierter Syntax (z. B. stereotype Satzanfänge) • Sprachliche Perseverationen • Reduzierte narrative Fähigkeiten • Probleme beim kausalen-temporalen Anordnen von Propositionen	• Reduzierte Initiative, Interessenarmut, fehlende Strategieentwicklung, reduzierte Umstellfähigkeit
Vorderes Cingulum	• Reduzierter sprachlicher Output, wenig Elaborationen • Schwierigkeiten im Initiieren von sprachlichen Äußerungen • Bei schweren Störungen akinetischer Mutismus	• Apathie, Abulie, Akinesie

Anmerkung: Übersicht auf Grundlage der Einteilungen nach Oder und Wurzer (2006), Ardila (2012) und Büttner (2014a)

fälligkeiten (Cummings, 2014). Kommunikativ-pragmatische Fähigkeiten erfordern den Einbezug von unterschiedlichen Kontextfaktoren (vgl. Kapitel 2.1). Kommt es zu einer Störung von Fähigkeiten, die mit präfrontalen Hirnstrukturen assoziiert sind, wie etwa die Inhibierung irrelevanter Informationen, dann können daraus Störungen in der situativ angemessenen Kommunikation resultieren.

Auf Grundlage von neurophysiologischen Experimenten wird dem dorso-medialen präfrontalen Cortex eine entscheidende Funktion für Prozesse der Etablierung von Kohärenz und für das Generieren von semantischen Inferenzen zugeschrieben (Ferstl, et al., 2008; Wood et al., 2005). Bei Anforderungen an flexible semantisch-lexikalische Prozesse (z. B. bei Aufgaben nach dem Fluency-Paradigma, Textverarbeitung) geht man von einer Beteiligung der linken präfrontalen Areale aus (Robinson et al., 2012). *Für die* komplexe Sprachplanung werden auch Prozesse von Aufmerksamkeit, Arbeitsgedächtniskapazität (Gyrus frontalis medius) und Monitoring-Fähigkeiten (fronto-mediane Areale) angegeben, die für die Überwachung von Kohärenz und für die thematische Strukturierung notwendig sind (Ardila, 2012, S. 157; Mitchell et al., 2016).

4.2 Rechtshemisphärische Läsionen

Patienten mit Kommunikationsstörungen nach rechtshemisphärischen Läsionen (RHL) sind in gängigen Aphasietests (z. B. im *Aachener Aphasie Test*, AAT, Huber et al., 1983) weitgehend unauffällig. Ihre Schwierigkeiten zeigen sich mehr im Gesprächsverhalten, auf pragmatischer und prosodischer Ebene, im Produzieren und Verstehen von Texten. Patienten mit RHL können das Verstehen von indirekten Sprachhandlungen und von Humor (Cheang & Pell, 2006; Volkmann et al., 2008), Sarkasmus (Sabbagh, 1999) oder nicht-wörtlicher Sprache Probleme bereiten (Lundgren et al., 2011). Auch in Tests zu Wortflüssigkeit *(fluency)* schneiden Patienten mit RHL deutlich schlechter ab als gesunde Kontrollpersonen, obwohl bei ihnen keine Benennstörung wie bei aphasischen Patienten vorliegt. Ihre Defizite in der semantisch-lexikalischen Verarbeitung zeigen sich vor allem in Abhängigkeit von den untersuchten Zeitintervallen (Zimmermann et al., 2011). In der Literatur werden in diesem Zusammenhang Störungen im *Zugriff* auf entfernte Nebenbedeutungen (Konnotationen) oder Assoziationen zu einem Wort als Erklärungsansatz angeführt. Theorien zur Neuroanatomie semantischer Fähigkeiten (z. B. Coarse Coding-Theorie; Beeman, 1993) gehen davon aus, dass rechtshemisphärisch semantische Felder durch Überlappung von semantischen Merkmalen weit und diffus („grobkörnig") repräsentiert sind. Im Gegensatz dazu werden kategoriale und feinkörnige Repräsentationen fronto-temporalen Arealen der linken Hemisphäre zugeordnet. Beide Hemisphären sind demnach in unterschiedlichen Qualitäten in die semantische Kontrolle involviert. Ihre Interaktion ermöglicht es, je nach Kontext, kategorielle oder assoziative Merkmale eines Konzepts für die Bedeutungskonstruktion zu selektieren (Ben-Artzi et al., 2009). Beeinträchtigungen im kontextspezifischen Sprachgebrauch wirken sich sowohl auf die Produktion und das Verständnis von Sprache aus, z.B. beim Verstehen metaphorischer Sprache und des globalen Textzusammenhangs oder beim Generieren von semantischen Inferenzen (z.B. Thompson et al., 2016; Tompkins et al., 2008). Untersuchungen zur funktionellen Anatomie der rechten Hemisphäre in der Sprachverarbeitung legen nahe, dass die rechtsfrontale Aktivierung nicht sprachspezifisch ist, sondern solche Areale betrifft, die in Prozesse von Aufmerksamkeitsfunktionen und des Arbeitsgedächtnisses involviert sind. Ein spezifisches unilaterales, rechtshemisphärisches Netzwerk wird hingegen für die Satz- und Textverarbeitung vorgeschlagen, in der semantische Information kontextspezifisch interpretiert werden muss, um ein kohärentes mentales Modell aufzubauen (Vigneau et al., 2011).

Zusätzlich zu den Schwierigkeiten in der thematischen Organisation kann das Verstehen von Texten auch durch visuell bedingte Lesestörungen (Neglect-Dyslexie; Dyslexie bei Hemianopsie) erschwert werden (Reinhart, 2014).

Dyslexien

Auch Störungen der visuellen Raumorientierung wie räumlich-konstruktive und räumlich-perzeptive Störungen können sich auf die Interaktion auswirken (z.B. durch Schwierigkeiten im Halten des Blickkontakts). So berichtet eine Patientin mit einer komplexen räumlichen Störung von negativen Folgen für ihren Kommunikationsalltag durch Probleme beim Einschätzen eines angemessen Abstands zu Personen und Gegenständen (Kerkhoff, 2006).

4.3 Subkortikale Läsionen

Auch bei Schädigungen außerhalb kortikaler Areale kann es zu kognitiven Kommunikationsstörungen kommen. Nach Läsionen der Basalganglien und des Thalamus (v.a. linkshemisphärisch) wurden sprachliche Defizite beschrieben wie Wortfindungsstörungen, Paraphasien und syntaktische Defizite wie eine stark reduzierte Äußerungslänge oder Probleme im Verstehen komplexer Sätze (Crosson, 1999). Diese Symptome weisen auf Unterbrechungen kortiko-thalamischer Schleifensystemen hin, in die u.a. ventrale Teile des Thalamus (Pulvinar) involviert sind. Weitere Erklärungsansätze führen einen erhöhten Hirndruck (v.a. im Bereich des Putamens) mit einer Schädigung angrenzender cortikaler Areale an oder eine Verminderung des Blutflusses *(Hypoperfusion)* bzw. *ischämische Schädigungen* durch prolongierte Blutminderversorgung. Eine Beteiligung des Thalamus (v.a. des Pulvinars) an integrativen Sprachplanungsprozessen wird durch Projektionsfasern mit parietalen und temporalen sprachrelevanten Arealen erklärt (Crosson, 2013; Crosson & Cohen, 2012).

Zu kognitiven Kommunikationsstörungen nach Läsionen der rechten Kleinhirnhemisphäre liegen deutlich seltenere Befunde vor. Hier scheinen vor allem posteriore Anteile des Cerebellums an koordinierenden Prozessen in der Sprachverarbeitung beteiligt zu sein. Als möglicher Pathomechanismus wird eine Unterbrechung von reziproken neuronalen Bahnen zwischen Kleinhirn und frontalen Arealen vorgeschlagen (Murdoch, 2010). Neben Störungen exekutiver Funktionen und der emotionalen Regulierung kann es auch zu Störungsformen kommen, die denen nach frontalen Läsionen ähneln. In der Forschungsliteratur findet man hierzu die Begriffe „dysmetria of thoughts" oder „cerebellar cognitiv affective syndrome" (Schmahmann & Sherman, 1997). Inkohärenz im Gespräch und in der Textproduktion, Störungen der semantisch-lexikalischen Verarbeitung und reduzierte expressive Fähigkeiten (Wortflüssigkeit, Satzgenerierung) werden als Störungsmerkmale angesehen, die sich aus der Interaktion von kognitiven und sprachlichen Dysfunktionen nach subkortikalen Läsionen ergeben können (Guell et al., 2015; Murdoch, 2010).

5 Diagnostik

Wir haben in den vorangegangenen Kapiteln gesehen, dass bei kognitiven Kommunikationsstörungen komplex kombinierte Defizite u. a. der Exekutivfunktionen, eingeschränkte Gedächtnis- und Aufmerksamkeitsleistungen sowie auch vielfältige sprachliche Symptome zum Tragen kommen. Insgesamt sind diese Beeinträchtigungen beobachtbar auf der Handlungsoberfläche kommunikativ-pragmatischer Leistungen in Alltagssituationen und bei der Lösung entsprechender Testaufgaben. Nicht zuletzt wegen der unterschiedlichen Anforderungen an die Verarbeitungskapazität (speziell an Aufmerksamkeitsleistungen), beobachten wir auch Betroffene, die in Tests weniger auffällig handeln als in Alltagssituationen. Zusätzlich stellen neurolinguistische und neuropsychologische Untersuchungen nur einen kleinen und potenziell untypischen Ausschnitt aus der großen Menge möglicher sozialer Kontextbedingungen für kommunikative Handlungen dar; es kann sein, dass Patienten sich entsprechend untypisch verhalten (vgl. Goldenberg et al., 2002). Außerdem kann sich eine Hirnschädigung psychodynamisch belastend und ausgesprochen negativ auf die Leistungsfähigkeit der Betroffenen

Es sind Daten zu komplex kombinierten Störungsmustern zu erheben

auswirken. Solche Aspekte reduzierter mittelbarer Leistungsfähigkeit und der Auswirkungen einer aufwendigen Krankheitsverarbeitung müssen nach der differentialdiagnostischen Abgrenzung von möglichen hirnorganisch bedingten affektiven Störungen (z. B. depressiven Episoden) bei der Auswahl der Diagnostikinstrumente und bei der Interpretation der Ergebnisse mitberücksichtigt werden (Wenz, 1999b). Die daraus entstehende Vielfalt und Heterogenität möglicher Störungsprofile kognitiver Kommunikationsstörungen bedingt ein ausgeprägt interdisziplinäres Vorgehen bei der Diagnosestellung ebenso wie bei der Planung, Durchführung und Kontrolle der Therapie (vgl. Kapitel 6).

Interdisziplinäre Diagnostik

In dem von Pössl und Schellhorn (2002) vorgestellten interdisziplinären Vorgehen sollen bereits in der frühen Diagnostikphase anhand der Vorbefunde und der Ergebnisse des ärztlichen Aufnahmegespräches die Hauptproblemfelder in den Bereichen Kognition, Sprache, Verhalten etc., einschließlich der grundlegenden sozialanamnestischen Daten erörtert werden. Darüber hinaus sollte als Richtschnur für die zu planenden diagnostischen und therapeutischen Bemühungen schon ein (vorläufiges) übergeordnetes Rehabilitationsziel definiert werden. Hier sollen bereits die Bedürfnisse und Zielvorstellungen des Patienten einbezogen werden, soweit diese realistisch und sinnvoll sind. Darüber hinaus sollen sehr früh spezifische diagnostische Fragestellungen formuliert werden, wie z. B. die Klärung sozialer und beruflicher Rahmenbedingungen, Exploration prämorbider Persönlichkeitszüge etc. (Pössl & Schellhorn, 2002).

Berücksichtigung der Individualität des Einzelfalls

Die neurolinguistischen, neuropsychologischen sowie sozialtherapeutischen Leistungsaspekte sollten die signifikanten Ergebnisse ihrer Diagnostik hinsichtlich der kognitiven Kommunikationssymptomatik systematisch zusammentragen, um interdisziplinär ein gemeinsames Konzept des individuellen Störungsbildes jedes Patienten entwickeln zu können (Glindemann et al., 2004). Dafür hat es sich bewährt, wenn zunächst aus der Perspektive der jeweils beteiligten Fachtherapeuten eingehende Analysen des kommunikativen Handelns vorgenommen werden. Das sind in jedem Falle für die Einschätzung der funktionalen Relevanz kognitiver und kommunikativ-pragmatischer sprachlicher Defizite relevante Hinweise. Gefragt sind beispielsweise Informationen über Art und Frequenz der Symptome in Alltagssituationen, über Auslösebedingungen sowie über die Konsequenzen für das in Frage stehende Verhalten (Matthes-von Cramon & von Cramon, 2000, S. 401). Auf dieser Basis können weitere Untersuchungen hypothesengeleitet durchgeführt werden, um die Pathomechanismen für das vorliegende Leistungsmuster mosaikartig zusammenfügen zu können. Wenn es beispielsweise bei den neurolinguistischen Untersuchungen Hinweise auf Auffälligkeiten gibt, die nicht allein sprachsystematisch erklärbar sind, kann etwa der Hinweis auf neuropsychologisch diagnostizierte dysexekutive Planungsstörungen vorerst eine ausstehende Begründung liefern. Diese muss dann durch wei-

Entwicklung eines interdisziplinären Konzepts des individuellen Störungsbildes

tere Beobachtungen (z. B. häufiger Verlust des handlungsleitenden Konzepts oder Auffälligkeiten bei der makrostrukturellen Planung) erhärtet werden.

Bei den gemeinsamen Erörterungen der Ergebnisse aus einzelnen Untersuchungsbereichen können auch weitere präzisierte Aufgaben für die je spezifische Fachdiagnostik (Neurolinguistik, Neuropsychologie, Sozialtherapie etc.) delegiert werden. Pössl und Schellhorn (2002) beschreiben für dieses Vorgehen regelmäßige patientenbezogene Therapeutenrunden, in denen auch Therapieziele und deren Kontrolle nach einem fest vorgegebenen Zeitintervall protokolliert werden (vgl. zur interdisziplinären Therapieplanung Kapitel 6). Das wird allerdings je nach Organisationsstruktur in den verschiedenen klinischen Einrichtungen sehr unterschiedlich gehandhabt.

Interdisziplinäre Diagnostik durch regelmäßige patientenbezogene Therapeutenrunden

Nach der Analyse der kommunikativen Handlungen in klinischen Alltagssituationen, die zunächst informell und je nach Befund hypothesengeleitet systematisiert durchgeführt wird, kommen formalisierte Verfahren zum Tragen. Allerdings liegen im deutschsprachigen Raum für die Diagnostik der kognitiven Kommunikationsstörungen bisher nur wenige standardisierte Testverfahren vor. Teilweise gibt es auch Untersuchungsinstrumente, die in verschiedenen klinischen Einrichtungen entwickelt worden sind und dort erfolgreich verwendet werden, ohne dass sie je publiziert wurden. Ausnahmen sind Fragebögen zur Selbst- und Fremdeinschätzung beispielsweise für Patienten nach SHT (Drechsler, 1997) sowie Testbatterien und Screenings etwa für Patienten mit Störungen der makrostrukturellen Verarbeitung bei Exekutivstörungen (Büttner, 2013, 2014b).

Im deutschsprachigen Raum gibt es nur wenige standardisierte und psychometrisch abgesicherte Testverfahren

Bei der Untersuchung kognitiver Kommunikationsstörung werden auch konzeptuelle Überschneidungen in den Diagnostikverfahren deutlich. Beispielsweise finden sich Verfahren zur Erfassung des semantischen Abstrahierens in Tests zum semantischen Beurteilen, aber auch in Diagnostikverfahren, die konvergentes Denken und Analogiebildung prüfen. Eine Darstellung geeigneter Testverfahren für die genannten neuropsychologischen Bereiche findet sich z. B. bei Müller (2013) und Schellig et al. (2009).

Untersuchungsverfahren zur Erfassung kognitiver Kommunikationsstörungen:

- Beobachtung des Kommunikationsverhaltens und der kommunikativen Handlungen in informellen klinischen Alltagssituationen,
- Interviews, strukturierte Anamnese,
- Systematische Gesprächsanalyse,
- Fragebögen,
- Kommunikationstests, Testbatterien,
- Beurteilung semantischer und lexikalischer Fähigkeiten,
- Analyse der Textproduktion und -rezeption.

5.1 Checklisten zu pragmatischen Fähigkeiten und strukturierte Anamnese

Die Beurteilung des Gesprächsverhaltens und der Dialogfähigkeit kann mit unterschiedlichen Methoden erfolgen. Manche dieser Verfahren (z. B. Kommunikationsbeobachtung und Gesprächsanalyse) sind eher qualitativ und deskriptiv ausgerichtet, während Rating-Skalen und Fragebögen zur Selbsteinschätzung und zur Fremdeinschätzung eher quantifizierbare Ergebnisse liefern können.

Pragmatic Protocol

Mit dem *Pragmatic Protokoll* (Prutting & Kirchner, 1987) können verbale und nonverbale kommunikative Fähigkeiten eingeschätzt werden. Es bietet einen guten Eindruck, welche pragmatischen Leistungen beeinträchtigt sind und in welchen Bereichen kommunikative Ressourcen vorliegen. Es wurde in verschiedenen Studien genutzt, um das kommunikative Handeln von Patienten nach SHT beurteilen zu können und um den Outcome eines spezifischen Kommunikationstrainings bei SHT zu bewerten (Drechsler, 1997).

5.2 Fragebögen zur Selbst- und Fremdeinschätzung

Bereits im Anamnesegespräch können wichtige Informationen über Ressourcen und Beeinträchtigungen in der kommunikativen Partizipation und in der sprachgebundenen Informationsverarbeitung festgestellt werden (z.B. das Verstehen von Formularen, der Tageszeitung). Der Einsatz spezifischer Fragebögen für unterschiedliche Adressaten (Betroffener, Angehörige, Pflegende/Therapeuten) bietet darüber hinaus eine wichtige Informationsquelle zu Veränderungen im Sprach- und Kommunikationsverhalten im situativen Kontext (besonders durch die Einschätzung von Bezugspersonen/Angehörigen).

Diskrepanzen zwischen Selbst- und Fremdeinschätzung

Für Patienten mit SHT wurden von Drechsler (1997) spezielle Fragebögen für die Bereiche *Verhalten und Erleben* sowie *Sprache und Kommunikation* entworfen, mit denen Diskrepanzen zwischen Selbst- und Fremdeinschätzung abgebildet werden können. Die Verfahren erfassen auch Störungen der affektiven Kontrolle (z. B. als Resultat reduzierten Antriebs, als Reaktion auf das Trauma) und machen deren Einfluss auf die kommunikativen Fähigkeiten von Menschen mit SHT sichtbar. Der Fragebogen zur Selbsteinschätzung besteht aus Fragen zur *Krankheitswahrnehmung*, einem Fragebogen zum *Verhalten und Erleben* sowie einem Fragebogen zu *Veränderungen in der Sprache*. Drechsler (1997) konnte anhand eigener Analysen diskursiver Fähigkeiten von Menschen mit SHT zeigen, dass diejenigen Patienten, deren Selbstbeurteilungen stark von der Fremdbeurteilung abweichen, deutlichere Beeinträchtigungen im Gesprächsverhalten und den pragmatischen Fähigkeiten zeigen (z. B. durch reduzierte Themenkonstanz, wenig Beachtung des Wissensstands des Gesprächspartners).

Der *La Trobe Communication Questionnaire* (LCQ, Douglas et al., 2007a, 2007b) ist ein Beurteilungsbogen, der Veränderungen im Gesprächsverhalten nach SHT erfasst und der zugleich zeitökonomisch durchzuführen ist. Er liegt ebenfalls in zwei verschiedenen Versionen vor (Selbstbeurteilung des Betroffenen, Beurteilung durch einen Angehörigen/eine Bezugsperson). Die Konstruktion des Fragebogens orientiert sich an den Konversationsmaximen nach Grice (1975). Die Fragen des LCQ sind daher den Domänen Quantität, Qualität, Modalität und Relation zugeordnet. Zusätzlich wurden die einzelnen Fragen zum Gesprächsverhalten kognitiven Teilleistungen gegenübergestellt (z. B. Gedächtnisfähigkeiten, Aufmerksamkeit, Problemlösen). Der LCQ hat eine hohe Testgüte und ist ein reliables Messinstrument, um sowohl Veränderungen im Gesprächsverhalten als auch die kommunikative Selbstwahrnehmung nach SHT zu erheben. Er wurde an einer großen Gruppe von Patienten mit SHT normiert ($n = 276$) und hat eine gute Test-Retest-Reliabilitität ($r = .75$). Eine deutschsprachige Übersetzung und Validierung nach WHO-Standard ist in Vorbereitung (Büttner et al., 2016).

La Trobe Communication Questionnaire (LCQ)

Tabelle 3: Beispiele aus dem LCQ (Douglas et al., 2007b; deutsche Übersetzung Büttner et al., 2016)

Domäne	**Frage aus dem LCQ (Version für Betroffene)** *Wenn Sie mit anderen sprechen:*	**Häufigkeit**			
Quantität	*Lassen Sie wichtige Details aus?*	1	2	3	4
Modalität	*Benutzen Sie viele vage Wörter oder Floskeln (wie z. B. „Du weißt, was ich meine“) anstelle des passenden Begriffs?*	1	2	3	4
Relation	*Können Sie den Überblick über die Hauptinhalte des Gesprächs behalten?*	1	2	3	4
Qualität	*Geben Sie Auskünfte, die völlig korrekt sind?*	1	2	3	4
Kognitive-Kommunikative Domäne					
Impulsivität/ Disinhibition	*Antworten Sie, ohne genau darüber nachzudenken, was der Gesprächspartner gesagt hat?*	1	2	3	4
Gedächtnis	*Muss der Gesprächspartner seine Äußerung wiederholen, bevor Sie antworten können?*	1	2	3	4
Tangentialität	*Werden Sie von Nebensächlichkeiten im Gespräch abgelenkt?*	1	2	3	4

Anmerkungen: Häufigkeit: 1 = nie/selten, 2 = manchmal, 3 = häufig, 4 = für gewöhnlich/immer

Der *Angehörigenfragebogen zum Kommunikationsverhalten von Schlaganfallpatienten* (FKS; Arnold et al., 2009) kann sowohl bei Patienten mit Aphasie als auch mit kognitiven Kommunikationsstörungen zum Einsatz kommen. In den zwei verschiedenen Versionen des Fragebogens (für Fachpersonal oder Angehörige) werden die kommunikativen Fähigkeiten in verschiedenen Kontexten und Lebensbereichen erfragt und zusätzlich Ressourcen der Betroffenen erfasst.

5.3 Gesprächsanalysen

Die ersten Beobachtungen zum Interaktionsverhalten und zu kommunikativen Handlungen werden in der Regel bei Anamnesegesprächen und bei der Organisation therapeutischer Abläufe (Therapieplan, Stationsvorgaben usw.) angestellt. Im nächsten Schritt liefern Einschätzungs- und Fragebögen Informationen über mögliche Auffälligkeiten und Symptome. Auf dieser Basis ist es meistens schon möglich, Untersuchungsverfahren auszuwählen und Hinweise auf Störungen genauer zu dokumentieren.

Eine andere Möglichkeit für die zunächst eher informelle Erhebung von Abweichungen im Kommunikationsprozess erbringen Gesprächsanalysen, die im klinischen Kontext bisher vorwiegend bei der Beschreibung kommunikativ-pragmatischer Fähigkeiten von Patienten mit Aphasien eingesetzt werden (z. B. Goodwin, 2003; Bauer & Auer, 2008). Um den Aufwand der Transkription und Analyse audiovisuell aufgezeichneter Interaktionen zu reduzieren, können erfahrene Therapeuten entsprechende Aufzeichnungen auch mit den Patienten gemeinsam anschauen und therapeutisch nachbearbeiten. Im Fokus stehen dabei für diese Patienten definierte Parameter wie Konflikte beim *Turn-Taking*, *thematische Abweichungen* oder die Verletzung *konventioneller Regeln*.

Audiovisuelle Aufzeichnungen von Interaktionen in der Therapie können auch im Gruppensetting bearbeitet werden. Erfahrungsgemäß können Betroffene Hinweise auf abweichendes Verhalten, dass sie selber nicht wahrnehmen, von Mitpatienten deutlich leichter annehmen als von Therapeuten.

Inspiriert von dem *Clinical Appraisal* von Prutting und Kirchner (1987) schlagen wir aufgrund klinischer Erfahrungen vor, Therapiegespräche oder therapieziel- und aufgabenorientierte Ausschnitte solcher Gespräche nach folgenden Fragestellungen (mit dem Patienten) zu analysieren:

Gesprächsanalytische Beobachtungseinheiten zum Therapiegespräch

Turn-Taking:

- Unterbricht der Patient den Gesprächspartner? (Wie oft pro 10 Gesprächsschritte?)
- Kommt es zu simultanen Gesprächsschritten? (Wie oft in 3 Minuten?)
- Spricht der Patient unverhältnismäßig lange, ohne andere zu Wort kommen zu lassen?
- Bemerkt der Patient, wenn andere Gesprächspartner etwas antworten/ergänzen möchten?

Thematische Progression:

- Verliert der Patient das gemeinsame Thema aus den Augen?
- Sind Antworten und Reaktionen weitgehend direkt auf das gemeinsame Thema bezogen?
- Verliert sich der Patient assoziativ in andere Themen?
- Hält der Patient mit seinen Äußerungen das Thema grundsätzlich ein?
- Sind Antworten/Reaktionen mehrfach am Thema vorbei, tangential?
- Verliert sich der Patient in unwichtige Einzelheiten?

Bei der Analyse dieser Handlungen ist die Frequenz der Beobachtungen von großer Relevanz; auch in Gesprächen gesunder Gesprächspartner kommt es vor, dass jemand beispielsweise aus Verärgerung simultan mit seinem Gegenüber spricht oder wegen seines großen Engagements lange zu einem ihm wichtigen Thema spricht. Es liegen keine Normdaten für diese Parameter vor, weil die Häufigkeit solcher Handlungen je nach Gesprächstyp, Thema, Partnerkonstellation und Situation sehr stark variiert. Dennoch kann der erfahrene Therapeut die Frequenz abweichender Handlungen im Zusammenhang mit den Ergebnissen der kognitiven Untersuchungen einschätzen und unangemessenes Handeln mit dem Betroffenen im Hinblick auf Alternativen erörtern.

5.4 Testverfahren zu pragmatischen und semantisch-lexikalischen Fähigkeiten

Im Folgenden stellen wir Verfahren zur Untersuchung kommunikativ-pragmatischer, lexikalischer und semantischer Leistungen vor, die in den Tests teilweise kombiniert erhoben werden.

5.4.1 Kommunikativ-pragmatisches Screening

Screening zu kommunikativ-pragmatischen Fähigkeiten KOPS

Das *Kommunikativ-pragmatische Screening* (KOPS; Glindemann et al., 2018) untersucht expressive und rezeptive Aspekte kommunikativer Handlungen. Die Durchführung dauert je nach Schweregrad der Störungen ca. eine Stunde. KOPS ist das erste deutschsprachige Verfahren, dass nonverbale Leistungen systematisch erhebt und in die Bewertung einbezieht (vgl. Glindemann & Ziegler, 2017). Abgeprüft werden mit zunehmendem Schwierigkeitsgrad *Wortverständnis im Kontext, Referieren auf Alltagsobjekte, basale kommunikative Handlungen am Beispiel von Zustimmung/Verneinung, Vermitteln persönlicher Informationen, Vermitteln allgemeiner Informationen, komplexe kommunikative Handlungen in Einzelhandlungen und Rollenspielen sowie das Generieren, Verstehen und Rekonstruieren von Wegbeschreibungen.* Das Besondere dabei ist, dass die Modalität für die Lösungen der Aufgaben nicht vorgeschrieben ist, sondern die Probanden werden immer wieder aufgefordert, bei sprachlichen Schwierigkeiten auch etwas zu umschreiben, aufzuschreiben, zu zeichnen und zu gestikulieren. KOPS ist zwar für die Untersuchung von Patienten mit Aphasie entwickelt worden, bei der klinischen Erprobung hat sich aber herausgestellt, dass dieses Screening bei den komplexeren Aufgabentypen (komplexe kommunikative Handlungen in Einzelhandlungen und Rollenspielen sowie bei den Wegbeschreibungen) bei Patienten mit kognitiven Kommunikationsstörungen für deren dysexekutiven Symptome durchaus sensitiv ist.

5.4.2 Der MEC-Test

Untersuchung pragmatischer und semantisch-lexikalischer Leistungen

Der MEC-Test (*Protocol Montréal d'Évaluation de la Communication*; Scherrer et al., 2016) ist ein sehr umfangreiches Verfahren, das unterschiedliche pragmatische und semantisch-lexikalische Komponenten erfasst. Die Testdauer wird je nach Fähigkeiten des Patienten mit ca. 90 Minuten angegeben. Es ist möglich, nur einzelne Testbereiche und damit eine gezielte Diagnostik durchzuführen (z.B. Verstehen indirekter Sprechakte). Der MEC-Test kann bei kognitiven Kommunikationsstörungen nach frontalen, rechtshemisphärischen Läsionen und bei traumatischen oder neurodegenerativen Erkrankungen eingesetzt werden.

Im Folgenden sollen Verfahren vorgestellt werden, mit denen Defizite erhoben werden können, die im Zusammenhang mit kognitiven Kommunikationsstörungen für semantisch vage Äußerungen und einen wenig effizienten Wortabruf verantwortlich gemacht werden. Bei diesen Störungsschwerpunkten sind Auffälligkeiten beim semantischen Diskriminieren und bei undifferenzierten Formulierungen von Interesse (z.B. Thompson et al., 2016; vgl. auch Kapitel 2.1.6).

5.4.3 Untersuchung der Wortflüssigkeit

Formal-lexikalische und semantisch-lexikalische Untersuchungsaufgaben zur Wortflüssigkeit

Viele neuropsychologische und neurolinguistische Testverfahren enthalten Aufgaben zur Wortflüssigkeit. Dabei wird zwischen formal-lexikalischen (phonematischen) und semantisch-lexikalischen Aufgaben unterschieden. Testbatterien für neurogene Kommunikationsstörungen (z. B. BIAS; Richter et al., 2006; ACL; Kalbe et al., 2010) enthalten Untertests zum kategoriespezifischen Wortabruf, die im engen Zusammenhang mit der Fähigkeit zum Benennen gesehen werden können. Tests zur Messung der Wortflüssigkeit *(Fluency-Paradigma)* werden nicht nur bei Zugriffsstörungen auf semantisch-lexikalische Repräsentation eingesetzt, sondern dienen auch als Maß für das divergente Problemlösen und sind daher Teil der neuropsychologischen Diagnostik (z. B. *Regensburger Wortflüssigkeits-Test*, RWT; Aschenbrenner, Tucha & Lange, 2000). Die Überprüfung der Wortgenerierung wird auch zur Überprüfung exekutiver Funktionen (Störung des Ideenreichtums und der kognitiven Flexibiltät etc.) verwendet. Die Fähigkeit des schnellen Wechsels zwischen verschiedenen semantischen Kategorien wird mehr mit der Fähigkeit des *Task-Switching* erklärt, während die Fähigkeit irrelevante Items zu hemmen mit der Fähigkeit zur Impulskontrolle bzw. Inhibierung von Handlungen in Verbindung gebracht wird (Büttner, 2014c; Schellig et al., 2009).

Aufgaben zum kategoriespezifischen Wortabruf

Die Aufgabenstellung des *Regensburger Wortflüssigkeits-Tests* (Aschenbrenner et al., 2000) sieht vor, dass in einer bestimmten Zeit (ein bzw. zwei Minuten) möglichst viele Wörter zu einer vorgegebenen semantischen Kategorie oder nach phonologischer Beschränkung produziert werden sollen. Zusätzlich zu den Wortgenerierungsaufgaben nach phonologischen und semantischen Vorgaben enthält der RWT Aufgaben zum Wechsel zwischen semantischen Kategorien (z. B. Sportarten, Früchte) bzw. zwischen zwei verschiedenen Anfangslauten und ist daher auch aufschlussreich für semantische Kontrollleistungen bzw. die exekutive Kontrolle lexikalischer Fähigkeiten.

5.4.4 Screening zur Wortfindung

Mit dem *Bielefelder Wortfindungsscreening* für leichte Aphasien (BIWOS; Benassi et al., 2012) können Einschränkungen bei der Wortproduktion erkannt und eingeordnet werden (semantische vs. formal-lexikalische Störung). Zielgruppe sind Patienten, die trotz gut erhaltener spontansprachlicher Fähigkeiten und guter Ergebnisse in Aphasietests (z. B. im AAT) Wortproduktionsstörungen zeigen. Mit diesem standardisierten und normierten Screening kann zusätzlich der Schweregrad der Störungen eingeschätzt werden. Auch diskrete Wortabrufstörungen und restaphasische Störungen können erkannt und störungsspezifische Therapiemethoden ausgewählt werden.

Aufgaben zur Wortfindung, Wortgenerierung, Wortkomposition und zu Reimwörtern

5.4.5 Nonverbaler Semantiktest (NVST)

Aufgaben zum semantischen Sortieren und zu semantischen Merkmalen bei Pantomimen und Zeichnungen

Hogrefe et al. (in Vorb.) haben einen *nonverbalen Semantiktest* entwickelt, mit dem semantische Verarbeitungsfähigkeiten unter drei Aspekten erfasst werden können: In einem semantischen Sortiertest (in Anlehnung an die *Bogenhausener Semantik-Untersuchung*; Glindemann et al., 2002), in der Produktion kommunikativer Gesten auf Aufforderung und beim Zeichnen (in Anlehnung an den *Pantomime- und Zeichentest*; Goldenberg et al., 2003). Das Verfahren wurde an einer Gruppe gesunder Probanden (N=192) und zwei Patientengruppen erprobt: Patienten mit schweren Aphasien (N=32) und Patienten mit Demenzen des Alzheimer-Typs sowie Demenzen aus dem Formenkreis der fronto-temporalen Lobärdegeneration (N=47). Der NVST gibt Aufschluss darüber, ob und inwieweit ein Proband über die basalen semantischen Verarbeitungsroutinen verfügt und erlaubt eine ressourcenorientierte Therapieplanung.

5.5 Textproduktion und -rezeption

Das Verarbeiten von Bedeutungsstrukturen in mündlichen Interaktionen oder schriftlichen Texten benötigt kohärenzbildende Planungsprozesse, die über morphosyntaktische und semantische Prozesse auf Satzebene hinausgehen.

Analyse makrostruktureller Fähigkeiten

Die im Folgenden dargestellten Untersuchungsverfahren überprüfen die Verarbeitung makrostruktureller Prozesse, die beim Aufbau eines mentalen Textmodells erforderlich sind. Dabei werden u. a. gestörte Exekutivfunktionen und (Arbeits-)Gedächtnisleistungen thematisiert, wie sie beispielsweise bei der Sequenzbildung und der Produktion und Interpretation kohärenter Strukturen erforderlich sind (vgl. Fallbeispiel in Kapitel 7.2). Für die Diagnostik von Störungen auf Textebene ist es nicht nur aufschlussreich, die sprachliche und textorganisatorische Verarbeitung zu prüfen, sondern auch über Verhaltensbeobachtungen zu erheben, welche Reaktionen während der Textgenerierung bzw. während des Lesens auftreten.

Verhaltensbeobachtung während der Textbearbeitung

Verhaltensbeobachtung während der Textbearbeitung:
- Erfassung der Lesedauer (stark erhöhte, verkürzte Bearbeitungszeit),
- „Hängenbleiben" an Textpassagen, Zurückspringen zu bereits gelesenen Passagen,
- Anzahl der Metakommentare während des Lesens (z. B. Assoziationen aus episodischen Erfahrungen, Fragen zum Textinhalt).

Diese können Hinweise auf eine fragmentarische Planung bzw. eine instabile Repräsentation des mentalen Modells, aber auch Hinweise auf eine Impulskontrollstörung ergeben (z. B. viele Metakommentare während der Textbearbeitung, Schwierigkeiten, Assoziationen zu Themen zu unterdrücken).

Screeningverfahren zur Verarbeitung von Texten

Verarbeitung makrostruktureller Fähigkeiten anhand verschiedener Textsorten und unterschiedlicher Modalitäten

MAKRO (Büttner, 2018b) ist ein Screening zur Verarbeitung der Makrostruktur von Texten bei neurologischen Patienten. MAKRO testet makrostrukturelle Fähigkeiten für narrative und prozedurale Texte in unterschiedlichen Modalitäten und zielt darauf ab, eine möglichst differenzierte Einordnung im individuellen Störungsprofil zu erreichen. Mit diesem methodischen Vorgehen sollen selektive Störungen von Textverarbeitungsprozessen sichtbar gemacht werden, um sie gezielt therapieren zu können. Durch Orientierungswerte zur Bearbeitungsdauer können auch zusätzlich zu den Testwerten (Cut-off-Werte) Auffälligkeiten in der Verarbeitungsgeschwindigkeit erkannt werden. Ebenso lassen sich im gewissen Umfang auch modalitätsspezifische Abweichungen (Bild vs. Text, Rezeption vs. Produktion) empirisch prüfen. MAKRO enthält zusätzlich eine parallelisierte Version. Damit lassen sich Therapieeffekte messen und kontrollierte Outcome-Studien durchführen. Qualitative Verhaltensbeobachtungen ergänzen die quantitative Bewertung nach Punkten. MAKRO wurde an 166 gesunden Kontrollprobanden und 97 neurologischen Patienten (u. a. SHT, M. Parkinson, Alzheimer Demenz) durchgeführt. Die Testbereiche aus MAKRO wurden bei unterschiedlichen Probandengruppen auch in Bezug zu Exekutivfunktionen gestellt (Büttner 2014c).

Textverarbeitung bei Exekutivfunktionsstörungen

Die Materialien für Diagnostik und Therapie *Texte verstehen* (Claros-Salinas, 1993) enthalten ein Textverständnis-Sreening für Patienten mit leichten Textverständnisstörungen; es prüft das Textverständnis bei expositorischen Texten (Sachtexte). Das Verfahren ist in der neurologischen Rehabilitation als eines der ersten standardisierten deutschsprachigen Verfahren verbreitet und hat sich in der klinischen Praxis in der Diagnostik von Textverarbeitungsstörungen bewährt (das Material enthält zusätzlich 10 Therapietexte; vgl. auch das Fallbeispiel in Kapitel 7.1).

Kognitive Kommunikationsstörungen werden in dialogischen Interaktionssituationen und bei der Verarbeitung schriftlicher Texte besonders dann deutlich, wenn die Bedeutung figurativer Sprache (z. B. metaphorische Äußerungen) interpretiert werden muss. Es kommt zu vergleichbaren Schwierigkeiten bei kommunikativen Handlungen, in denen Parameter von *Humor und Ironie* bearbeitet werden (Cheang & Pell, 2006; Ferstl & Spurr, 2010). Daher werden für die Erhebung der vielfältigen und heterogenen Störungsmechanismen Verfahren eingesetzt, welche eine entsprechende makrostrukturelle Verarbeitung, die Handlungs- und Sprachplanung sowie die kontextspezifischen Anforderungen prüfen (Büttner, 2014b; Claros-Salinas, 1993). Diese Teilleistungen sind auch in anderen Testbatterien enthalten (z. B. Scherrer et al., 2016), die wir zur besseren Übersicht tabellarisch aufgeführt haben (vgl. Tabelle 4).

Humorverständnis

Das Screening *Spaß beiseite* (Volkmann et al., 2008) erfasst das Humorverständnis in der Textsorte *Witz*. Es besteht aus kohärenten und inkohärenten

Texten sowie aus Witztexten. Letztere sind vor allem für Patienten mit kommunikativ-pragmatischen Störungen schwierig, da sie das Verarbeiten von Inferenzen und die Integration einer Pointe in ein mentales Modell erfordern.

5.6 Überblick zu Testverfahren für kognitive Kommunikationsstörungen

Für den Überblick über die geeigneten Diagnostikinstrumente haben wir an funktionalen Kriterien orientiert. Daher wurde die Einteilung nach der Beobachtungsebene vorgenommen.

Tabelle 4: Überblick über Testverfahren für kognitive Kommunikationsstörungen

Beobachtungsebene	Test/Referenz	Anmerkung	Altersbereich
Gesprächsverhalten/ Konversationsstruktur	*MEC-Test* (Scherrer et al., 2016)	Fragebogen	20–85
Fragebogen zum Kommunikationsverhalten	*Fragebögen für Sprache und Verhalten bei SHT* (Drechsler, 1997)	Fragebogen für Bezugsperson und Betroffenen sowie Verhaltensbeobachtungen, Fragebögen als Zusatzmaterial in Anhang	keine spezif. Altersbeschränkung
Fragebogen zum Kommunikationsverhalten	*La Trobe Communication Questionnaire* (LCQ) (Douglas et al., 2007b, dt. Version: Büttner et al., 2016)	Fragebogen für Bezugsperson und Betroffene nach SHT (n = 276); gute Test-Retest-Reliabilitität (r = .75) und eine exzellente interne Konsistenz (r = .85)	13–64
Analyse narrativer Fähigkeiten	*MAKRO-Screening* (Büttner, 2018b)	Verhaltensbeobachtung, Analyse von Metakommentaren	ab 18
Fragebogen zum Kommunikationsverhalten	*Fragebogen zum Kommunikationsverhalten nach Schlaganfall* (FKS) (Arnold et al., 2009)	Zwei Versionen eines Fragebogens für Angehörige und Experten zum Kommunikationsverhalten nach Schlaganfall (hohe Korrelationen der Versionen r = .79, n = 82). Der Summenscore zeigt eine hohe interne Konsistenz (Cronbachs Alpha = .975).	keine spezif. Altersbeschränkung

Tabelle 4: Fortsetzung

Beobachtungsebene	Test/Referenz	Anmerkung	Altersbereich
Kontextspezifisches Verarbeiten			
Metaphern	*MEC-Test* (Scherrer et al., 2016)	Verstehen von übertragener und figurativer Sprache (konventionelle und neuartige Metaphern)	20–85
Indirekte Sprechakte	*MEC-Test* (Scherrer et al., 2016)	Verstehen von impliziten Inhalten und Interpretation von sozialen Folgen von Äußerungen	20–85
Kausale Inferenzen	*MAKRO* (Büttner, 2018b)	Schriftliche Modalität, Parallelversion vorhanden	ab 18
Prosodie	*MEC-Test* (Scherrer et al., 2016)	Linguistische und emotionale Prosodie	20–85
Textverstehen			
Narrative Texte (Typ Witz)	*Spaß beiseite* (Volkmann et al., 2008b)	Qualitative Auswertung und Verhaltensbeobachtung (u.a. Ermitteln von Dissoziationen in der Beurteilung von Kohärenz und Humor von parallelisierten Kurztexten	keine spez. Altersbeschränkung
Narrative Texte (Typ Alltagsgeschehnis)	*MAKRO* (Büttner, 2018b)	10 Single-Choice Fragen (Lesesinnverständnis) Cut-off-Werte in Bezug auf Anzahl korrekter Antworten, Parallelversion vorhanden	ab 18
Narrative Texte (Typ Fabel)	*MEC-Test* (Scherrer et al., 2016)	Fragen zu einem Text (auditives Sprachverständnis)	20–85
Prozedurale Texte	*MAKRO* (Büttner, 2014c),	Serialisieren von Handlungssequenzen (Relevanzaspekt); Cut-off-Werte in Bezug auf Fehler in Sequenzbildung	ab 18
Expositorische Texte (Sachtexte)	*Texte verstehen* (Claros-Salinas, 1993)	Keine Normierung	keine spez. Altersbeschränkung

Tabelle 4: Fortsetzung

Beobachtungsebene	Test/Referenz	Anmerkung	Altersbereich
Text(re)produktion			
Textproduktion	*MAKRO* (Büttner, 2018b)	Bildgeschichten in unterschiedlicher visueller und propositionaler Komplexität; Cut-off-Werte in Bezug auf obligatorische Propositionen, Parallelversion vorhanden	ab 18
Textreproduktion	*MEC-Test* (Scherrer et al., 2016)	Wiedergabe relevanter Propositionen eines narrativen Textes	20–85
Lexik und Semantik			
Semantisches Beurteilen, Wortflüssigkeit	*MEC-Test* (Scherrer et al., 2016)	Aufgaben nach dem Fluency-Paradigma und semantisches Abstrahieren	20–85
Semantische Merkmalsanalyse, Benennen	*Bielefelder Wortfindungsscreening (BIWOS)* (Benassi et al., 2012)	Normiert für Wortabrufstörungen bei aphasischen Restsymptomen und leichten Aphasien Enthält weitere Untertests zu semantischen und formal-lexikalischen Leistungen Prozentränge und Stanine-Werte aus einer Stichprobe von 42 Patienten mit Aphasie	20–65
Nonverbaler Semantik Test	*NVST* (Hogrefe et al., in Vorb.)	Semantisches Sortieren, Produktion kommunikativer Gesten, Zeichnen. Beurteilung nach der Realisierung semantischer Merkmale	nach Alter, Geschlecht und Bildung stratifiziert. Range der Altersgruppen; 20–39, 40–59, 60–85

Zusätzlich sei noch das *Goal Attainment Scaling* (GAS; Kiresuk & Sherman, 1968) genannt, das als sehr sensitiv gilt, individuelle Veränderungen nach einer Behandlungsphase abzubilden. Es ist ein flexibles Verfahren, mit dem Behandlungsergebnisse anhand einer 5-stufigen Skala gemessen werden können. Es wurde bisher vor allem in Therapiestudien bei Patienten mit SHT angewandt. Braden et al. (2010) und Dahlberg et al. (2007) konnten anhand des GAS zeigen, dass sich bis zu 6 Monate nach einem Therapieintervall noch Leistungsverbesserungen nachweisen ließen. Auch wenn es Kritikpunkte am GAS gibt (keine Intervallskalierung, keine Untersuchungen zur Rater-Reliabilität), können anhand der Skala für den Patienten relevante und messbare Ziele definiert werden. Es ist daher ein Instrument, das für die spezifische Zielfindung bzw. als Instrument zur Verlaufsbeobachtung dienen kann.

5.7 Fremdsprachige Testverfahren

Im Folgenden soll auf einige fremdsprachige Testverfahren eingegangen werden, die von Fachgesellschaften (z. B. ASHA) empfohlen werden und die entsprechend verbreitet sind.

Der Fragebogen zum *Functional Assessment of Communication Skills* (FACS) der American Speech-Hearing Association (Frattali, 1995) wurde sowohl für aphasische Störungen als auch Kommunikationsstörungen nach SHT entwickelt und normiert ($n=185$). Der standardisierte Test prüft basale kommunikative Fähigkeiten, Schriftsprache, Planungsfähigkeit und Zahlenverarbeitung und zeigt gute Ergebnisse in der internen Konsistenz sowie der Rater-Reliabilität.

Das *Profile of Functional Impairment in Communication* (PFIC; Linscott et al., 1996) wurde für Kommunikationsstörungen nach SHT entwickelt. Die Beurteilung erfolgt anhand der Videoaufnahme eines Gesprächsausschnitts. Eine deutsche Adaption ist der *Bogen zur Bewertung kommunikativer Leistungen* (BkL; Regenbrecht & Schmid, 2013). Die amerikanische Version und die deutsche Adaptation haben jeweils eine hohe Beurteiler-Übereinstimmung.

Der *Cognitive Linguistic Quick Test* (CLQT; Helm-Estabrooks, 2001) ist ein Screening, das bereits in der Akutphase bei kognitiven Kommunikationsstörungen eingesetzt werden und leichte Störungen abbilden kann. Der CLQT enthält Untertests zur Sprachverarbeitung und zu den Bereichen Aufmerksamkeit, Gedächtnis, exekutive Funktionen und visuo-spatiale Fähigkeiten.

Die *Assessment Battery for Communication* (ABaCo; Angeleri et al., 2012) ist ein italienischsprachiger Test, der pragmatische Fähigkeiten nach Hirnschädigung erfasst (große Normstichprobe $N=300$, Altersbereich 15 bis 75). Es werden linguistische, extralinguistische (z. B. Mimik) und paralinguistische (z. B. Prosodie) Parameter sowie das Kontextverständnis und Kompetenzen in der Gesprächsführung beurteilt.

Der *Awareness of Social Inference Test* (TASIT, McDonald et al., 2002) prüft das Verständnis der sozialen Kognition und das Verarbeiten von pragmatischen

Inferenzen (z. B. Intentionen und Motive von Aktanten). Im TASIT sollen auf Videoclips Emotionen und Perspektiven von Handlungsträgern, aber auch sarkastische Äußerungen oder Lügen erkannt werden.

6 Behandlung kognitiver Kommunikationsstörungen

Interdisziplinäre Planung der Behandlung kognitiver Kommunikationsstörungen

Für eine angemessene Therapieplanung sind die vielfältigen individuellen Rahmenbedingungen von Kommunikation (wie die familiäre, berufliche und ökonomische Situation, Vorstellungen und Wünsche zur Rehabilitation) zu berücksichtigen (Gabbatore et al., 2015; Peach & Shapiro, 2012), um ein Globalziel für die Therapie formulieren zu können Das kann beispielsweise die Verbesserung der kommunikativ-pragmatischen Effektivität im häuslichen Umfeld sein oder die Vorbereitung einer Rückkehr an den früheren Arbeitsplatz.

SMART-Kriterien

SMART-Kriterien können den Prozess der individuellen Zielfindung für die Therapie strukturieren. Der Therapeut unterstützt dabei durch gezieltes Nachfragen die Formulierung und Priorisierung von Zielen des Patienten und ordnet diese den Ebenen der Aktivität- und Partizipation zu. SMART steht hier für **s**pezifische, **m**essbare, erreichbare (**a**chievable), bedeutsame (**r**elevant) und zeitlich **t**erminiert bestimmte Ziele (Büttner, 2018a.; Grötzbach, 2004). Die Materialsammlung bei Achhammer et al. (2016) enthält einen Anamnesebogen *für pragmagische Störungen* und Beispiele, wie SMART angewendet werden kann (vgl. auch das Fallbeispiel in Kapitel 7.2).

Die spezifischen Ziele einzelner Fachdisziplinen dienen als Orientierungspunkte im interdisziplinären Behandlungsplan

Im nächsten Schritt der Therapieplanung sollte die Erörterung *spezifischer Therapieziele* der einzelnen Fachdisziplinen erfolgen, die auf das gemeinsame Globalziel ausgerichtet und untereinander sorgsam abgestimmt sein müssen. Sie sollen konkret und soweit möglich quantifizierbar und damit überprüfbar sein. Ihre Erreichung sollte in regelmäßigen Abständen interdisziplinär überprüft, diskutiert und dokumentiert werden (Glindemann et al., 2004). Damit wird gleichzeitig eine Grundlage geschaffen, auf der die Ziele für die weiteren Behandlungen ggf. modifiziert und präzisiert werden können.

Bisher sind ausschließlich für die Therapie kognitiver Kommunikationsstörungen entwickelte Verfahren noch nicht sehr häufig. Je nach Störungsprofil und Schweregrad der entsprechenden Einschränkungen bieten sich unterschiedliche Verfahren und deren störungsspezifischen Modifikationen an, wie sie in der Tradition neurolinguistischer und neuropsychologischer Therapieansätze vorliegen. Müller (2013) unterscheidet beispielsweise *kognitiv übende Therapien* von Ansätzen des *Verhaltensmanagements* oder Verfahren, bei denen *externe Reize oder Hilfsmittel* eingesetzt werden. Dysexekutive Symptome bedingen die Berücksichtigung besonderer therapeutischer Erfordernisse (z. B. geringe Freiheitsgrade der zu erarbeitenden Handlungsalternativen, Erarbeitung invarianter Leistungsmuster etc.).

Neuropsychologische und neurolinguistische Therapieansätze

Unter den klassischen Ansätzen sprachtherapeutischer Methoden finden sich hinsichtlich kommunikativ-pragmatischer Therapieziele eine Reihe von Verfahren, die nicht ausschließlich für die Behandlung kognitiver Symptome in der Kommunikation entwickelt worden sind, die aber beispielsweise in Anlehnung an *kommunikative Methoden* der Aphasietherapie (Glindemann, 2006) oder *pragmatische Übungen* bei sprechapraktischen Symptomen (Vogel, 2006) *für Kognitionspatienten angepasst werden können.* Beispielsweise werden nach dem *Strategieansatz* gerade nicht die gestörten Teilhandlungen thematisiert, sondern noch erhaltene Fähigkeiten für die Verarbeitungsroutinen strategisch optimiert (Huber, 1991). Die Möglichkeit des Rückgriffs auf Methoden, die in der Aphasietherapie bereits erfolgreich eingesetzt werden, ist dann ein großer Vorteil, wenn es den Therapeuten gelingt, von den sprachsystematischen Therapiezielen zu abstrahieren und die kognitiv-kommunikativen Inhalte gewinnbringend in die ausgewählten methodischen Inszenierungen für Kognitionspatienten zu integrieren. Das ist erfahrungsgemäß bei Übungen zur *Gesprächsorganisation*, zum *Situationsbezug von Äußerungen* und zu *kommunikativen Handlungen* etwa in Dialogübungen, Modelling-Settings und Rollenspielen möglich.

Rückgriff auf Methoden der Aphasietherapie gut möglich

In diesem Kapitel stellen wir Behandlungsansätze und -verfahren zu kognitiven Kommunikationsstörungen vor, die sich in der therapeutischen Arbeit bewährt haben und die teilweise auch evidenzbasiert sind (zu evidenzbasierten neuropsychologischen Therapien vgl. auch Thöne-Otto, 2010 und Müller, 2010). In Ermanglung publizierter Verfahren wurden (wie auch bei den diagnostischen Instrumenten; vgl. Kapitel 5) in der Vergangenheit in vielen klinischen Einrichtungen und Praxen zahlreiche hausinterne Übungsformen entwickelt und erfolgreich eingesetzt, die darüber hinaus einer therapeutischen Öffentlichkeit nicht zugänglich waren.

Die meisten Ansätze zur Verbesserung der kommunikativen Effektivität entstammen Arbeiten aus dem anglo-amerikanischen und australischen Raum, da die Konzeption der kognitiven Kommunikationsstörungen dort bereits eine längere Tradition hat. In den letzten zehn Jahren wurden auch im Zuge der Etablierung der ICF in Europa therapeutische Ansätze zur Verbesserung der kommunikativ-pragmatischen Fähigkeiten entwickelt. Diese Konzepte beziehen besonders die Schnittstellen zwischen kognitiven Teilleistungen des kommunikativen Handelns und sprachlichen Anforderungen ein (Bambini & Bara, 2016; Champagne-Lavau, 2015).

6.1 Therapie kommunikativer Handlungen in situativen Kontexten (Einzel- und Gruppentherapien)

Wegen der großen Komplexität der Anforderungen sind zunächst oft Einzeltherapien sinnvoll

Besonders für die Arbeit an Parametern des Interaktionsverlaufs bietet es sich wegen der Komplexität der Anforderungen für Patienten mit dysexekutiven Störungen grundsätzlich an, Auffälligkeiten und Symptome zunächst in *Einzeltherapien* anzugehen. Das ist besonders dann der Fall, wenn das Störungsbewusstsein eingeschränkt ist.

Unterschiedliche Parameter der Dialogübungen

Die kommunikativ-pragmatischen Therapieziele zur Verbesserung des Interaktionsverlaufs werden je nach Ausprägung des Störungsprofils eines Patienten oft mit Übungen zu einzelnen Teilleistungsstörungen des kommunikativen Handelns erarbeitet z. B. die *Verteilung der Redebeiträge*, die Beachtung des (quantitativen) Ausmaßes von Äußerungen bei *erhöhtem Rededrang* und/oder die Kontrolle des *gemeinsamen Themas*. Zusätzlich müssen in vielen Fällen Übungen zur *Zentrierung der Aufmerksamkeit* auf die Prozesse des gemeinsamen interaktiven Erlebens und Handelns durchgeführt werden. Dazu gehören auch Übungen zur Einschätzung *sozialer Anlässe*, die Berücksichtigung *sozialer Konventionen* und die Einbeziehung von *Skriptwissen* und *Frames*.

Gut abgestimmte parallele Übungen dazu in neuropsychologischen Therapie

Parallel dazu ist es sinnvoll, dass an entsprechenden Zielen zur Verbesserung einzelner Parameter des Interaktionsverlaufs auch in den *neuropsychologischen Therapien* gearbeitet wird. Beispielsweise hat es sich bewährt, wenn hier je nach individuellem Störungsbild die Bearbeitung von *Planungsstörungen* und deren spezifischen Aspekte für die Interaktion thematisiert werden. Zusätzlich ist die Arbeit an der Verbesserung von *Kontrollprozessen*, an den eingeschränkten em*pathischen Fähigkeiten* und der *Theory of Mind* sowie an *Abstraktionsleistungen* sinnvoll.

Parallele Erarbeitung psychosozialer Aspekte der Handlungssteuerung und -kontrolle

Soweit die klinische Infrastruktur entsprechende Möglichkeiten vorhält, sollten in einem weiteren eng abzustimmenden parallelen Therapieprozess psychosoziale Aspekte der Handlungskontrolle erarbeitet werden. Dazu gehören auch Parameter der kognitiven und emotionalen Wahrnehmung des eigenen Erlebens und Handelns im Kontext von Themen wie *Krankheitsverarbeitung*, *Versagensängsten* und *sozialem Rückzug* etc.

6.1.1 Turn-Taking-Training

Die Organisation des Sprecherwechsels *(Turn-Taking)* setzt eine funktionierende (multimodale) Kooperation zwischen Interaktionspartnern voraus und es bedarf u. a. eines Mindestmaßes an empathischen Leistungen, entsprechender Kooperation und erfolgreichen Kontrollfunktionen (vgl. Kapitel 2.1). Schon bei Gesunden kann es zu simultanem Sprechen, Overlaps und Irritationspausen kommen (Henne & Rehbock, 2001; Sacks et al., 1974). Dass manche Interaktionspartner Gesprächsschritte häufiger und dominanter einfordern als andere und sich dann engagierter äußern, kann über individuell verschiedene Persönlichkeitsmerkmale der Gesprächsteilnehmer hinaus auch durch die unterschiedliche Relevanz erklärt werden, die einzelnen Themenbereichen subjektiv beigemessen wird.

Dysexekutive Störungen können beim Turn-Taking zu Irritationen und kommunikativen Krisen führen

Bei dysexekutiven Störungen wird diesbezüglich ein Kontrollverlust beobachtet (z.B. (Glindemann & von Cramon, 1995; Prigatano, 2004; Wenz & Karlbauer, 2002), der zu Irritationen und kommunikativen Krisen führen kann. Manche Betroffene lassen ihr Gegenüber nicht ungestört zu Wort kommen und das Gespräch verläuft mehr oder weniger ausgeprägt unstrukturiert.

Nehmen wir Störungen des Interaktionsverlaufs und der kommunikativen Handlungen eines Patienten an, muss in Kooperation mit den Bezugspersonen genau erhoben werden, wie das prämorbide Gesprächsverhalten eines Betroffenen war, um individuelle Variationen von pathologischem Verhalten sicher abgrenzen zu können. Die Betroffenen selber können aufgrund eingeschränkter Störungswahrnehmungen meistens keine verlässliche Auskunft darüber geben (vgl. Matthes-von Cramon & von Cramon, 2000).

Das prämorbide Gesprächsverhalten ist vorab zu erheben

Patienten, die zu einer geregelten Verteilung von Gesprächsschritten nicht beitragen können, stellen ihre Umwelt (und gelegentlich ihre Therapeuten) in vielerlei Hinsicht auf eine harte Probe; ihr Verhalten kann als sehr störend und anstrengend empfunden werden. Diese Art der Kommunikationsstörung betrifft nicht nur die Patienten, die ihr Gegenüber wenig zu Wort kommen lassen. Auch die (teilweise stark) antriebs- und aufmerksamkeitsgestörten Patienten können den Gesprächsverlauf deutlich dominieren (vgl. Kapitel 2.1.4). Sie reagieren kaum oder gar nicht, antworten oft erst nach langen Pausen und teilweise mehrfacher Aufforderung ausgesprochen einsilbig. Sie initiieren keine Themen, bringen keine neuen Gedanken oder alternative Aspekte ein und konkurrieren daher gar nicht oder selten um den Gesprächsschritt. Mit diesen Patienten werden in der Therapie keine Turn-Taking-Regeln erarbeitet, sondern bei ihnen geht es zunächst um intensive Aktivierungsübungen (Matthes-von Cramon & von Cramon, 2000; Pössl & Schellhorn, 2002).

Auch Patienten mit Antriebsstörungen können den Interaktionsverlauf deutlich einschränken

In der Literatur zu kommunikativ-pragmatischen Therapien finden sich kaum präzise Darstellungen konkreter Methoden der Erarbeitung des geregelten Turn-Takings. Auch Grindi et al. (2014) gehen davon aus, dass nur sehr wenige Studien die Methoden für die Behandlung kommunikativer Defizite genau beschreiben. Obwohl Übungen zum Sprecherwechsel in vielen Therapien sicherlich mitbedacht werden, finden wir lediglich eher allgemeine Hinweise darauf, dass an dieser Symptomatik gearbeitet wurde:

- bei Bildbeschreibungen (Cannizziaro & Coelho, 2002),
- bei der Erarbeitung von narrativen und argumentativen Strukturen anhand von Bildsequenzen (Withworth, 2010),
- bei Gesprächsübungen zur Entwicklung relevanter Diskursroutinen (Mannheim et al., 2009) und
- in Gruppentherapien mit Rollenspielen, Videofeedback und Selfmonitoring (Sim et al., 2013).

Turn-Taking-Therapie

Giles et al. (1988) und Kirsch et al. (2004) arbeiteten mit Patienten an kurzen Äußerungen, sodass während der Übungen die Anzahl geäußerter Wörter pro Minute oder die Dauer der Äußerungen geringer wurde. Allerdings blieb unklar, ob das dauerhaft einen positiven Einfluss hatte. Sohlberg et al. (1988) beschreiben einen Fall, bei dem mit externen Cues an der Initiierung des Sprecherwechsels gearbeitet wurde. Unmittelbar nach den Übungen (Rollenspiele und Self-Monitoring-Aufgaben) waren Fortschritte bei der Initiierung von Sprecherwechseln zu beobachten, die allerdings nicht andauerten, wenn die externen Cues nicht mehr gegeben wurden. Auch der Einsatz von Aufmerksamkeitstrainings zur Verbesserung des situationsabhängigen Turn-Takings ist wenig erfolgversprechend (Youse & Cohelo, 2009).

Einfache und kurze Instruktionen für Patienten mit dysexekutiven Symptomen

Im Bemühen um möglichst konkrete Vorgaben stellen wir im Folgenden Therapiegrundsätze und Übungsformen vor, die sich in der Klinik bewährt haben. Zunächst ist es sinnvoll, den interaktiven Prozess des Turn-Takings in der Therapie mit dysexekutiven Patienten nicht zu sehr zu zergliedern oder zu differenzieren, sondern zunächst als fest strukturiertes Vorgehen (z. B. in einfachen Frage-Antwort-Sequenzen) zu erarbeiten. Gegen die Erarbeitung von komplexen und variablen Instruktionen zu verschiedenen Handlungsmustern sprechen u. a. die geringe Flexibilität, die bei diesen Patienten oft zu beobachten ist, ihre reduzierte Verarbeitungskapazität und Einschränkungen ihres Arbeitsgedächtnisses.

Einteilung in Therapiephasen

In Anlehnung an D'Zurilla und Goldfried (1971) kann das therapeutische Vorgehen dabei in folgende Phasen untergliedert werden:

- Konstruktive Thematisierung der Konflikte beim Turn-Taking,
- in Gruppentherapien auch Rückmeldungen von Mitpatienten,
- Wahrnehmung der Konflikte beim Turn-Taking anhand von Videoanalysen,
- Benennen der Symptome/Probleme,
- Entwicklung von einfachen Alternativen,
- Erprobung (ggf. Modifikation) der Alternativen,
- Verifikation der Lösungen.

Das erste Therapieziel muss sein, dass der Patient die *Thematisierung dieser Symptomatik* zulassen kann oder dem Therapeuten gegenüber wenigstens einräumt, dass ein behandlungswürdiges Phänomen im Bereich des Sprecherwechsels vorliegt. Dazu können in Gruppentherapien auch Rückmeldungen von Mitpatienten oder die Einschätzung von Angehörigen beitragen, die Betroffene oft besser annehmen können als die Einschätzung der Therapeuten oder Ärzte. Viele Patienten haben für diese Symptome kein *unmittelbares* Störungsbewusstsein, andere haben Probleme, das Vorliegen dieser Symptomatik zu akzeptieren und finden zahlreiche Rationalisierungen. Die Konfrontation mit dem abweichenden Gesprächsverhalten wird nicht selten als sehr unangenehm und belastend empfunden und es bedarf deshalb eines sehr behutsamen Vorgehens. Dem sollte immer der Aufbau einer vertrauensvollen und wertschätzenden therapeutischen Beziehung vorangehen.

Behutsames Vorgehen bei reduziertem Störungsbewusstsein

Können die Betroffenen beispielsweise nach der gemeinsamen Analyse von Videos eigener Gespräche das Vorliegen von Symptomen annehmen, muss es im nächsten Schritt darum gehen, dass sie ihre unkontrollierten Handlungen selbst wahrnehmen und als Problem formulieren können. Erst das Erkennen der Beeinträchtigung schafft die Voraussetzung für therapeutische Ansatzpunkte (Prigatano, 2004, S. 197f).

Selbstwahrnehmung ist eine wichtige Voraussetzung für die Therapie

Die störenden Handlungen sollen von Patient und Therapeut formuliert und stichpunktartig schriftlich festgehalten werden. Danach erörtern Patient und Therapeut möglichst einfache Handlungsalternativen (vgl. folgende Beispiele).

Beispiele für störende Handlungen und darauf eingehende Handlungsalternativen

Typische Beispiele für auffällige Handlungen beim Turn-Taking:

- der Patient unterbricht andere Gesprächsteilnehmer,
- der Patient kann nicht abwarten, bis der andere zu Ende gesprochen hat,
- der Patient spricht sehr lange, wenn er selber den Gesprächsschritt innehat.

Beispiele für Handlungsalternativen:

- Patient wartet, bis er zu einer Reaktion aufgefordert wird,
- Patient spricht grundsätzlich sehr kurz (in Übungen zuerst immer nur einen Satz),
- Patient wartet grundsätzlich ab, bis die Situation erlaubt, sich zu äußern.

Gute Gelegenheiten für den Sprecherwechsel (transitional relevant places) sind:

- wenn ein Satz des aktuellen Sprechers beendet ist,
- wenn der Gesprächspartner seine Stimme senkt und
- ggf. erwartungsvoll oder auffordernd schaut.

Übungen zum reibungslosen Sprecherwechsel:

1. Patient und Therapeut benennen oder beschreiben abwechselnd zunächst nur, was auf einer der Objektkarten zu sehen ist, die auf dem Tisch verteilt sind. Danach ist immer unmittelbar der andere an der Reihe. Beide fokussieren ihre Aufmerksamkeit intensiv auf den stetigen Wechsel der Sprecherrolle. Gelingt dies zunächst nur unzureichend, gibt jeder am Ende seiner Äußerung mit einem Stichwort explizit den nächsten Sprecherwechsel an, z. B. „Jetzt!“ Diese Übungen sollten nicht zu früh abgebrochen werden.
2. Bei Zielerreichung können als Vorgaben für die Gesprächsinhalte Situationsbilder verwendet werden, auf denen nicht nur Objekte, sondern auch handelnde Personen abgebildet sind. Allerdings ist es wichtig, dass der Fokus bei diesen Übungen unbedingt auf dem kontrollierten Sprecherwechsel und weiterhin kurzen Äußerungen bleibt.
3. Es ist auch möglich, ohne Material einfache Paarsequenzen wie Frage und (ganz kurze!) Antwort zu Themen wie Familie, Beruf oder Hobbies zu verwenden.
4. Diese sehr einfachen Übungen sind nur bei Patienten durchzuführen, die den Überblick über den Sprecherwechsel gar nicht halten können. Außerdem kann ein spielerischer Umgang mit solchen Übungen verhindern, dass Patienten sie unnötig finden oder skeptisch reagieren.
5. Die klinische Erfahrung zeigt, dass es bei offeneren Formen des Gesprächs sehr hilfreich sein kann, Gesprächsschritte durch einen konkreten Gegenstand (z. B. eine Geldmünze) symbolisch wahrnehmbar zu machen. In der Mitte des ansonsten freien Therapietisches liegt eine Münze, die immer derjenige, der gerade spricht, in die Hand nimmt. Wenn er den Gesprächsschritt beendet, legt er die Münze zurück und gibt damit gleichsam symbolisch den Gesprächsschritt an sein Gegenüber ab. Das ist in der Regel auch eine gute Veranschaulichung der Dauer von Redeanteilen.
6. Dabei kann hier direkt interveniert werden, wenn der Patient nicht abwarten kann, bis der Therapeut die Münze zurücklegt. Betroffene lernen auf diese Weise oft relativ schnell, sich zurückzunehmen und abzuwarten, bis sie an der Reihe sind. Die Redeanteile werden dadurch insgesamt kontrollierter.
7. Zusätzlich kann die Wahrnehmung von Turn-Taking-Störungen in Beobachtungsaufgaben geschärft werden. Das ist eine Methode, die besonders in Gruppen zum Kommunikativen oder Sozialen Kompetenztraining angewendet werden kann. Je nach der Konstellation von Patienten und deren Störungsprofilen variieren die Möglichkeiten der Bearbeitung solcher Therapieziele. Zwei Patienten lösen dabei kommunikative Aufgaben (z. B. erörtern Pro- und Contra-Argumente zu einem vorgegebenen

leichten Thema, am besten nach einer schriftlichen Sammlung von Argumenten), während andere Patienten beobachten, ob und wie zuvor besprochene Regeln eingehalten werden. Zu solchen Aufgaben kann auch gehören, den anderen nicht zu unterbrechen oder den Gesprächsschritt nur auf Aufforderung zu übernehmen.

8. Die Beobachter sollten dabei immer nur einen Beobachtungsparameter im Blick haben, um Überforderungen zu vermeiden.

Die Therapeuten *übernehmen* bei diesen Übungen einerseits Modellfunktion, indem sie z. B. in der *Rolle des Übungspartners* immer nur kurz sprechen, sich kontrolliert zurücknehmen und andere nicht unterbrechen. Andererseits intervenieren sie in der *Rolle des Therapeuten* bei Abweichungen konstruktiv und stoppen den Patienten ggf. (vgl. zum *Stopp-Paradigma;* Müller, 2013, S. 73), wenn ein Patient besprochene Alternativen nicht realisiert und seinen Gesprächspartner unterbricht oder nicht zu Wort kommen lässt. Den Wechsel zwischen diesen beiden Rollen sollten Therapeuten den Patienten gegenüber möglichst immer transparent machen.

Therapeuten übernehmen verschiedene Rollen in der Therapie

Je nach Erfolg dieser Übungen besprechen Therapeut und Patienten, wie hilfreich die erarbeiteten Handlungsalternativen waren. Es können auch individuelle Alternativen erprobt werden, bis erfolgreiche Strategien gefunden worden sind *(Entscheidung für Lösungen)*. Im weiteren Verlauf der Therapie wird sich herausstellen, mit welchen Lösungen der Patient in Interaktionen am ehesten zurechtkommt *(Verifikation von Lösungen)*. Diese eher schematische Einteilung der Therapieschritte muss je nach den individuellen Symptomen und Erfordernissen von Patient zu Patient angepasst werden. Wichtig bleibt, dass der Betroffene (zunächst) möglichst invariante Muster einschleift und realisiert. Es hat sich gezeigt, dass sich dauerhafte Erfolge nur einstellen können, wenn die beschriebenen Übungen intensiv (hochfrequent) und über einen längeren Zeitraum durchgeführt werden.

Lösungsfindung und deren Verifikation

6.1.2 Therapien zu situationsadäquaten Handlungen

Die Arbeit an der *Situationsadäquatheit* kommunikativer Handlungen und damit auch zu Aspekten der *Theory of Mind* gehört standardmäßig zur Behandlung kognitiver Kommunikationsstörungen (Mannheim et al., 2009). Entsprechende Teilleistungsstörungen, die das Erstellen von Situationsmodellen beeinträchtigen, verursachen einen großen Teil der Fehleinschätzungen und Planungsfehler in der Kommunikation dieser Patienten (vgl. Kapitel 2.1.1).

Sich in die Situation des Interaktionspartners versetzen zu können, ist unter anderem erst einmal eine *Abstraktionsleistung*. Als Teilnehmer eines sozialen

Die Übernahme der Perspektive des Gegenübers erfordert Abstraktionsleistungen

Systems beziehen wir im Normalfall unserer Planungsentscheidungen grundsätzlich ein, wie sich die aktuelle Situation aus der Perspektive des jeweiligen Gegenübers darstellt.

Wir berücksichtigen bei unseren Handlungsplänen Annahmen über mindestens folgende Sachverhalte:
- Wer will in dieser Situation was von wem?
- Wie geht er dabei vor?
- Worin unterscheidet sich die Perspektive des Gegenübers von der eigenen? Das betrifft ganz basale Annahmen wie beispielsweise, ob die letzten Äußerungen inhaltlich oder sprachlich verständlich waren oder ob noch etwas zusätzlich geklärt werden muss. Aber es geht auch um komplexere Vorstellungen wie z. B. die Frage, wie offen legt mein Gesprächspartner seine wirklichen Absichten dar, was führt er im Schilde?

Weitere kognitive Leistungen bei situationsadäquaten Handlungen

Zu weiteren relevanten kognitiven Leistungen bei der Situationsdefinition gehört die *Teilung der Aufmerksamkeit*; während wir beobachten und interpretieren, wie der Gesprächspartner beispielsweise einen kritisch geäußerten Vorwurf aufnimmt und bewertet, muss der weitere Gesprächsverlauf inhaltlich und sprachlich gleichzeitig weiterverfolgt werden. Ohne Frage sind in diesen Prozess noch eine ganze Reihe anderer kognitiver Leistungen involviert; z. B. *Arbeitsgedächtnisleistungen*, die flexible *Fokussierung der Aufmerksamkeit*, eine *ausreichende Verarbeitungskapazität* und vieles mehr. Diese Parameter müssen bei der Konzeptualisierung der folgenden Übungen (und bei der Einschätzung des Therapiepotenzials) jeweils mitbedacht werden.

Übungen zu Frames und Skriptwissen

Wenn die notwendige Abstraktionsfähigkeit aufgrund der kognitiven Symptomatik eingeschränkt ist, können wir uns in einem ersten Schritt erhaltene *Inhalte des Weltwissens* in Form von *Frames* und *Skriptwissen* zunutze machen (vgl. Kapitel 2.1.1). Dazu bieten sich einfache Übungen an, in denen Situationsbilder analysiert werden. Das findet je nach Schweregrad der kognitiven Störungen zunächst in Einzeltherapien statt, es kann in der Regel auch relativ zeitnah in Gruppensitzungen erarbeitet werden (vgl. Gabbatore et al., 2015).

Für die Erarbeitung basaler situativer Parameter hat es sich in der klinischen Praxis bewährt, wenn Patienten mit dem Therapeuten zu solchen Abbildungen gemeinsam folgende *situationsspezifische Fragestellungen* erarbeiten:
- Was ist der Anlass für die abgebildete Situation? (stichwortartige Antworten kurz und knapp; z. B. Einkauf beim Metzger, Warten beim Bäcker, Schlange an der Supermarktkasse, Beratungsgespräch am Bankschalter, im Behandlungszimmer des Arztes, am Fahrkartenschalter, beim Friseur etc.).

- Wer trifft hier auf wen?
- Wo und wann findet die abgebildete Situation statt?

Darauf aufbauend können weiterführende Fragen konkretisiert werden:
- Wer will hier was erreichen?
- Könnten unterschiedliche Ziele zu Konflikten führen?
- Wie kann man das vermeiden?
- Ist die Stimmung freundlich, höflich, informell, sachlich, aggressiv etc.?
- Was fragt die Person A, was entgegnet B usw.? (möglichst konkret)

Bei den Interpretationen der Abbildungen bieten sich in der Regel viele Möglichkeiten, konventionelle Regeln zu thematisieren (und ggf. schriftlich festzuhalten): Ein Patient sagt beispielsweise: „Die Dicke will sich an der Kasse vordrängeln"; solche Einschätzungen sollten unmittelbar aufgegriffen und konstruktiv zur Erarbeitung von Kommunikationsregeln verwendet werden, z. B.:
- Das Ansprechen körperlicher Attribute ist grundsätzlich ein Tabu.
- Spekulationen über Intentionen sind mit Vorsicht zu genießen.
- Eine freundliche oder verständnisvolle Grundeinstellung bei der Interpretation von Handlungen (die Therapeuten immer modellhaft vorleben sollten) hilft Missverständnisse, Verunsicherungen und Eskalationen zu vermeiden usw.

Situationsmodelle und die Perspektiven der handelnden Personen anhand von Bildergeschichten

In einem weiteren Schritt können für Patienten mit weniger ausgeprägten oder bereits gebesserten Leistungsstörungen auch Situationsmodelle und die Perspektiven der handelnden Personen anhand einfacher Bildergeschichten erarbeitet werden. Beispielsweise sind „Vater und Sohn"-Bildergeschichten (Plauen, 1977) geeignet, Ausgangssituationen zu analysieren, weiterführenden Intentionen zu interpretieren, Konflikte zu erkennen und Pointen zu erarbeiten. Solche Texte bieten teilweise sehr gute Übungsmöglichkeiten.

Erwünschte Handlungen durch Feedback verstärken

Diese Ansätze eignen sich nur bei Patienten, die für den bewussten Umgang mit ihrer Symptomatik offen sind. Demgegenüber berichten Dixon et al. (2004) von den Behandlungen von vier schwergestörten Patienten mit deutlich unangemessenen kommunikativen Handlungen, bei denen die Frequenz der Symptome über typische Verstärkerprogramme, z. B. durch verstärkende Rückmeldungen bei erwünschtem Verhalten und Nichtbeachten inadäquater Handlungen reduziert werden konnte (vgl. Thöne-Otto et al., 2018). Solche Ansätze sollten in jedem Fall einbezogen und mit anderen Maßnahmen kombiniert werden.

Nicht gegen die Hirnschädigung arbeiten

Das entspräche auch dem allgemeinen Prinzip für die Therapie von Patienten mit neuropsychologischen Symptomen, „mit der Hirnschädigung und nicht gegen sie zu arbeiten" (Matthes-von Cramon & von Cramon, 1995, S. 125).

Rollenspiele zwischen Therapeut und Patient

Auf der Basis der skizzierten Übungen zu Situationsparametern aus unterschiedlichen Perspektiven können in einem weiteren Schritt *Rollenspiele* zunächst zwischen Therapeut und Patient mit vorgegebenen kommunikativen Aufgaben durchgeführt werden (vgl. Beispiele zu gut übertragbaren Rollenspielaufgaben und kommunikativen Handlungen aus der Aphasietherapie bei Glindemann & Ziegler, in Vorb.). Dabei sollte man in Abhängigkeit von der Leistungsfähigkeit des jeweiligen Patienten Rollenwechsel durchführen. Wenn das trotz der dysexekutiven Symptomatik möglich ist, übernimmt der Patient in solchen Übungen verschiedene Rollen und Perspektiven der unterschiedlichen Beteiligten anhand vorbereiteter Instruktionen. Um abweichendes Verhalten in diesen Übungen gemeinsam analysieren zu können, ist es sinnvoll, die Rollenspiele auf Video aufzunehmen. Alle Abweichungen sollten dabei zunächst lediglich deskriptiv erarbeitet werden, ehe funktionelle Bewertungen erfolgen. Im Anschluss ist es oft auch möglich, entsprechende Rollenspiele in gut geplanten Konstellationen in Gruppentherapien (wieder mit Videofeedback) mit anschließenden gemeinsamen Analysen durchzuführen (vgl. auch Bongartz, 1998).

Soweit möglich übernehmen Patienten verschiedene Rollen und Perspektiven

Für leistungsstärkere Patienten kann zu diesen Behandlungen auch die Erarbeitung von Situationsmodellen zu schriftlichen Texten gehören. Mögliche Fragestellungen:

- Wer wendet sich mit diesem Text an welchen Adressaten, welche Zielgruppe?
- Was will er damit erreichen? (Gelingt das?)
- Wie geht er dabei vor? Wie argumentiert er?
- Gibt es Alternativen?

6.1.3 Arbeit am gemeinsamen Thema

*Übungen zur Einhaltung des gemeinsamen Thema*s können deshalb schwierig sein, weil die Patienten entsprechende Abweichungen sehr oft gar nicht bemerken können. Einerseits geht diese Symptomatik oft mit einem reduzierten Störungsbewusstsein einher (vgl. Kapitel 2.1.5). Andererseits ist es schließlich auch in Gesprächen Gesunder nicht immer eindeutig, was bei einem sozialen Anlass oder in bestimmten Gesprächsphasen zum gemeinsamen Thema gehört und was nicht! So gibt es auch in Alltagsgesprächen große Freiheitsgrade, wenn unsere Mitmenschen die Relevanz von Äußerungen in situativen Kontexten bewerten.

Es ist auch bei Gesunden nicht immer unumstritten, was zum gemeinsamen Thema gehört

Die Thematische Progression wird unter Interaktionspartnern verhandelt

Wir haben im Kapitel 2.1.3 dargestellt, dass die thematische Progression im Kommunikationsalltag in der Regel zwischen den Interaktionspartnern *verhandelt* wird. Schweift jemand auffällig ab, könnte er auf Dauer Probleme haben, Gesprächspartner für seine unangebrachten Ausführungen zu finden.

Die Gesprächspartner können mit ihren weiteren Äußerungen unbeeindruckt beim aktuellen Thema bleiben oder dorthin zeitnah zurückkehren (d.h. sie *ratifizieren* die Änderung des Themas nicht). Sie können sich von demjenigen abwenden, der zu ausführlich andere thematische Schwerpunkte setzt oder sie werden es ihm auch explizit mitteilen, dass seine Äußerungen thematisch nicht hierher gehören (Glindemann, 2009). Das können wir einerseits in den Therapien schwer simulieren und andererseits ist es im Kommunikationsalltag immer wieder erstaunlich, wie geduldig manche Mitmenschen in diesen Situationen mit ihren Gesprächspartnern sein können.

Streitgespräche mit Patienten wirken sich in der Therapie kontraproduktiv aus

Nun ist es aber eine alte Therapeutenweisheit, mit dysexekutiven Patienten nicht darüber zu streiten, wie motiviert und zulässig (thematisch auffällige) Äußerungen sind. Das führt in der Regel zu völlig unproduktiven Rechtfertigungsversuchen und lästigen Rationalisierungen. Darum hat es sich bewährt, solche Therapien mit einfachen Frage-Antwort-Sequenzen z.B. zu biografischen Fakten zu beginnen, deren direkte Beantwortung leicht nachvollziehbar ist bzw. bei denen Abschweifungen schnell deutlich werden.

Beispiele für einfache Frage-Antwort-Sequenzen

Wenn jemand auf die Frage nach seinem Beruf erläutert, was er eigentlich werden wollte, kann man auf die Frage zurückkommen und um eine klare Antwort bitten. Das ist auch der Fall, wenn jemand auf die Frage nach seinem Wohnort berichtet, wie oft er schon umgezogen ist. Wenn aber jemand beispielsweise die Frage nach seiner Hirnschädigung mit früheren Krankheiten und Unfällen beantwortet, kann ein Dissens darüber entstehen, ob und inwieweit diese Antworten vielleicht zur Frage gehören oder nicht.

Keine Diskussion über thematische Abweichungen, wenn Patienten diese nicht bemerken können

Das heißt, wir sollten keine Interventionen inszenieren, die zu unnötigen Thema-Diskussionen mit den Patienten führen können. Meistens sind damit unnötige Belastungen des Patient-Therapeut-Verhältnisses und möglicherweise ein Vertrauensverlust verbunden, was insgesamt kontraproduktiv ist. Wenn die Patienten Rückmeldungen über das thematische Verhältnis von ursprünglicher Frage und abweichender Antwort nicht verstehen können, sollten solche Übungen auf keinen Fall fortgesetzt werden. In dem Falle können entsprechende Therapieziele in Gruppentherapien probiert werden, in denen unsere Patienten die Einschätzung anderer Betroffener erfahrungsgemäß glaubwürdiger finden als die von Therapeuten und Ärzten.

Themenarbeit anhand schriftlicher Texte

Die andere Möglichkeit, thematische Abweichungen zu erkennen und in Übungen zu erarbeiten, ist die Themenarbeit anhand schriftlicher Texte. Hier kann man bei Zusammenfassungen (oder in Gruppen bei Diskussionen zu Textinformationen) nachfragen, wo dieses oder jenes Argument im Text steht. Man kann sogar in der Instruktion festlegen, dass alle inhaltlichen Punkte, die hier diskutiert oder zusammengefasst werden, mit dem Finger auf der Textstelle belegbar sein müssen. Und diese Textstellen sollten dann nicht nur gezeigt, sondern tatsächlich auch vorgelesen werden. Dabei wird oft deutlich, dass im Text ganz anders oder vielleicht nur ähnlich argumentiert wird. Für solche Übungen eignen sich beispielsweise auch einige der Therapietexte von Claros-Salinas (1993; vgl. Kapitel 6.2.1) sehr gut.

6.1.4 Therapie der sozialen und kommunikativen Kompetenz

Behandlung mangelnder Störungseinsicht, gestörter Impulskontrolle und inadäquates Sozialverhalten

Therapiekonzepte für die Verbesserung kommunikativ-pragmatischer Fähigkeiten sind vor allem für Patienten mit SHT entwickelt worden (Douglas, 2010; Togher et al., 2014). Im deutschsprachigen Raum ist das soziale Kompetenztraining (Schellhorn et al., 2008) etabliert, das auf einem verhaltenstherapeutischen Therapieprogramm von Hinsch und Pfingsten (2002) aufbaut. Diese Art der Therapie kommt bei Kommunikationsstörungen zur Anwendung, die mit mangelnder Störungseinsicht, Störungen der Impulskontrolle und inadäquatem Sozialverhalten einhergehen. Eine Fallbeschreibung zur Anwendung des sozialen Kompetenztrainings bei einem Patienten mit SHT findet sich bei Regenbrecht und Guthke (2017).

Group Interactive Structured Treatment (GIST)

Das Trainingsprogramm *Group Interactive Structured Treatment* (GIST; Hawley & Newman, 2010) wurde speziell für die Verbesserung der Kommunikation und der sozialen Kompetenz nach SHT entwickelt. Es resultiert aus der interdisziplinären Arbeit der Autoren mit hirngeschädigten Menschen und deren Angehörigen. GIST wird wöchentlich als ambulante Gruppentherapie durchgeführt und besteht aus dreizehn Therapieeinheiten (z. B. Erkennen von und Eingehen auf soziale Signale).

Die Wirksamkeit des Programms wurde in mehreren Studien nachgewiesen (Braden et al., 2010; Cicerone et al., 2011). Dahlberg et al. (2007) konnten in einer randomisierten und psychometrisch kontrollierten Studie (Evidenzklasse 1b) bei 52 Menschen mit SHT in der chronischen Phase signifikante Verbesserungen bei der Gruppe nachweisen, die dieses Training erhalten hatten. Die Effekte des Trainings bestanden bei den Follow-Up-Messungen noch bis 9 Monate nach der Intervention. GIST baut auf der Fähigkeit zur Selbstreflexion des Patienten und seinem Wunsch nach sozialer Akzeptanz auf. Sind diese Fähigkeiten angebahnt, wird versucht, die im Gruppensetting erworbenen Kompetenzen durch die Unterstützung des sozialen Umfelds der Betroffenen in den Alltag zu transferieren. Auch wenn das Training als Gruppenansatz ausgelegt ist, besteht durch die Verwendung von Goal-Attainment-Scaling (GAS; Kiresuk & Sherman, 1968) auch die Möglichkeit, individuelle Fortschritte abzubilden (vgl. auch Kapitel 5).

6.1.5 Gruppentherapie Sprachplanung

Interaktive Gruppentherapien sind zur Verbesserung sozial-kommunikativer Fähigkeiten gut geeignet

Gruppentherapeutische Ansätze sind gut geeignet, um sozialem Rückzug entgegenzuwirken und die sozial-kommunikative Partizipation zu verbessern. In strukturierten Gesprächsrunden können gesprächsorganisierende Kompetenzen und die Argumentationsfähigkeit *(Themenkonstanz, Verwendung kohäsiver Mittel, thematische Progression)* trainiert werden. Durch vergleichbare Therapieziele der Teilnehmer kann eine gute Lernatmosphäre in der Gruppe erreicht werden, was sich förderlich auf den Behandlungserfolg auswirkt (Masoud, 2009; Springer, 1993).

Erste Variante für Patienten mit beginnendem Störungsbewusstsein und basalen Fähigkeiten bei der Verarbeitung von Texten

Die Gruppentherapie *Sprachplanung* (Büttner, 2012) wurde für Patienten mit kognitiven Kommunikationsstörungen in zwei unterschiedlichen Varianten entwickelt. Eine Gruppenvariante ist für *Patienten mit mittelgradigen Beeinträchtigungen* in den sprachpragmatischen Fähigkeiten ausgelegt. Zielgruppe sind bei dieser Variante Patienten, die ein mindestens situatives Störungsbewusstsein für ihre kommunikativen Defizite aufweisen und in der Lage sind, auf basalem Niveau Texte zu bearbeiten.

Ziele in der Therapie sind:
- Beginnen und Beenden eines Gesprächs,
- reibungslose Sprecherwechsel,
- Themenkonstanz bei einfachen Sachverhalten.

Strukturierungshilfen, fehlerreduziertes Lernen und direktes Feedback

Diese Kompetenzen werden kleinschrittig in makrostrukturellen Übungen erarbeitet. Den Teilnehmern wird erklärt, dass ein Schwerpunkt der Gruppe ist, dass sie in diesem Training ihre Fähigkeiten in der Gesprächsführung verbessern können. Dazu erhalten sie auch von den anderen Teilnehmern Feedback zu ihrem Dialogverhalten. Der Therapeut ist hierbei gefordert, die Interaktion der Gruppenteilnehmer zu strukturieren und das Material dem Leistungsniveau der Teilnehmer nach dem Prinzip des fehlerreduzierten Lernens anzupassen. Fehler in der Kohärenz und der thematischen Progression werden daher unmittelbar rückgemeldet und korrigiert.

Zweite Variante für leistungsstärkere Patienten bei der Herstellung von Kohärenz und Kohäsion

Die zweite Variante der Gruppe ist für Patienten mit einem guten Störungsbewusstsein ausgelegt.

Ziele in der Therapie sind:
- Verbesserung der Kohäsion (sprachliche Mittel bei der Verknüpfung von Textelementen),
- Verbesserung der Kohärenz in Diskussionsrunden zu komplexen Sachverhalten.

Die kognitiv-sprachlichen Anforderungen bei dieser Variante gehen über die Inhalte der basalen Sprachplanungsgruppe hinaus. Hier geht es nicht nur um das Sammeln von relevanten Propositionen zu einem umgrenzten Themengebiet. In Pro-Kontra-Diskussionen wird die Fähigkeit zur Argumentation in kontrastiv angelegten Situationen trainiert (vgl. auch die Beispiele bei Achhammer et al., 2016; Büttner, 2016a).

6.1.6 Kognitiv-pragmatisches Training

Kognitiv-pragmatisches Training zur Verbesserung von Verständlichkeit und kognitiver Flexibilität

Das *kognitiv-pragmatische Training* (KPT) wurde von Gabbatore et al. (2015) zur Verbesserung der kommunikativen Fähigkeiten von Menschen mit SHT entwickelt. Im Gruppensetting sollen sprachliche Fähigkeiten in unterschiedlichen Komponenten der *Theory of Mind*, *exekutiver Fähigkeiten* und der *Awareness* verbessert werden. Das Programm erstreckt sich über einen Zeitraum von drei Monaten und wurde an 15 Patienten in der chronischen Phase in Bezug auf seine Wirksamkeit erprobt. Im Vergleich der Testergebnisse zwischen der Eingangsdiagnostik und der Testung direkt nach dem Trainingsintervall verbesserten sich die Patienten nicht nur signifikant in den trainierten kommunikativ-pragmatischen Fähigkeiten (gemessen mit der Testbatterie ABaCo von Angeleri et al., 2012), sondern auch in einigen untrainierten Kontrollbedingungen. Dazu zählten Komponenten des verbalen Langzeitgedächtnisses (Spinnler & Tognoni, 1987) und der kognitiven Flexibilität (WCST; Heaton et al., 1993). In den anderen neuropsychologischen Tests (z. B. zum Arbeitsgedächtnis und der Theory of Mind) zeigten sich keine Verbesserungen. Die Effekte des KPT bestanden in der Follow-Up-Testung auch noch 3 Monate nach dem Training.

6.2 Therapien der makropropositionalen Verarbeitung mündlicher und schriftlicher Texte (Einzel- und Gruppentherapien)

In *Übungen zur makropropositionalen Verarbeitung* werden anhand von mündlichen und schriftlichen Texten vergleichbare Ziele zur Kohärenz und zum Situationsbezug erarbeitet. Hier geht es um die Fähigkeit zur Bildung von Inferenzen etc. Wegen der unterschiedlichen Komplexität und des variierenden Alltagsbezuges der Therapien sollten grundsätzlich unterschiedliche Textsorten in verschiedenen Verarbeitungsmodalitäten (Textproduktion, -rezeption und -reproduktion; *mündlich, schriftlich)* einbezogen werden. Da die Anforderungen mit der Anzahl von Kommunikationspartnern variieren, eröffnen sich hier Perspektiven auf Gruppentherapien.

6.2.1 Texttherapie: Training des systematischen Textverständnisses

Der Therapieansatz *Texte verstehen* von Claros-Salinas (1993) wurde entwickelt, um das Textverständnis zu verbessern. Das Therapieprogramm besteht aus Techniken zur systematischen Texterfassung, die anhand der Bearbeitung einer Materialsammlung von Sachtexten (expositorische Texte) vermittelt werden. Dabei wird sowohl das *globale Textverständnis* (z. B. Titel finden, Zwischenüberschriften generieren) als auch das Erfassen von Detailinformationen und die Fähigkeit zur *Inferenzbildung* geübt. Um das implizite Textverständnis und die Fähigkeit des Schlussfolgerns zu verbessern, stellt der Therapeut gezielt Fragen zum Textinhalt (Was ist der Ausgangspunkt? Was ist die Folge?). Mit der Strukturierung des Inhalts nach kausalen Aspekten wird beabsichtigt, inferentielle Prozesse bei der Textverarbeitung anzuregen. Zur Verbesserung des Rezeptionsprozesses werden auch visuelle Hilfen (Zeichnungen, Flussdiagramme) genutzt. Weitere Bestandteile einer Therapieeinheit sind darüber hinaus ein Feedback durch den Therapeuten zur Textbearbeitung und die gemeinsame Reflexion der Lösungsschritte.

Das Therapiekonzept von Freudenberg et al. (1997) basiert auf der Anbahnung von *ökonomischen Strategien* zur Texterfassung (vgl. Kapitel 2.2). Es ist für Patienten mit kognitiven Kommunikationsstörungen geeignet, die von einem stark strukturierten Vorgehen in der Wissensvermittlung profitieren (z. B. Patienten mit reduzierten Monitoring-Leistungen bei Exekutivstörungen). Ziel des Ansatzes ist, dass die Patienten bei der Verarbeitung von Texten lernen, *Makrooperationen* (Van Dijk, 1977; vgl. auch Kapitel 2.2) anzuwenden. Mit der bewussten Anwendung dieser Makrooperationen als *ökonomischer Strategie* gelingt es den Patienten leichter, den semantischen Gehalt zu erschließen.

Die Anwendung von Makrooperationen

Ein ähnlicher Ansatz wird von Riedel (2014) mit den *Texten für die neurologische Rehabilitation* für Patienten mit Sprachstörungen nach frontalen und rechtshemisphärischen Störungen vorgeschlagen. Hier wird angenommen, dass durch Übungen zum Textverständnis (u. a. Satzverifikation, offene Fragen) auch Transfereffekte auf die Textproduktion erzielt werden können (z. B. durch Erarbeitung von *Schemata*, *Skripts* und *narrativen Makrostrukturen*, vgl. dazu Kapitel 2.2).

Die *Hierarchische Diskurstherapie* (Penn et al., 1997) bezieht sich auf einen Ansatz, der auf dem entwicklungspsychologischen Konzept der SOLO-Taxonomie *(Strategies of Oberserved Learning Outcome)* aufbaut. Hier wird durch Feedback und Strukturierung des Therapeuten die Antwortstruktur in der Verarbeitung von Texten modelliert. Durch dieses Vorgehen soll die Fähigkeit zum reflektierten Textverständnis erarbeitet werden, um die anschließenden Textzusammenfassungen kohärent und elaboriert gestalten zu können. Durch

Fragen zum Text mit zunehmender Komplexität und ansteigendem Schwierigkeitsgrad der jeweiligen Textvorlagen ist dieses Programm ebenfalls hierarchisch konzipiert.

6.2.2 Hierarchisches makrostrukturelles Training

TEACH-M (Ehlhardt et al., 2005) ist ein kombiniertes Verfahren, das direkte Instruktionsmethoden und das Prinzip des fehlerreduzierten Lernens kombiniert. Dabei wird die Vermittlung von Therapieinhalten hochstrukturiert und kleinschrittig aufgebaut. Mit diesem Vorgehen soll u.a. durch metakognitive Strategien die eigenständige Entwicklung von Lösungsschritten durch den Patienten gefördert werden (Sohlberg et al., 2005).

Kombination aus Texttherapie und Instruktionstechniken

Im *hierarchischen makrostrukturellen Training* (MAKRO; Büttner, 2014c) sind Ansätze aus der Texttherapie (z.B. von Claros-Salinas, 1993) mit der Methode TEACH-M (Ehlhardt et al., 2005) kombiniert worden. Es wurde für Patienten mit Kommunikationsstörungen bei gestörten Exekutivfunktionen entwickelt. Das MAKRO-Training ist an den Ressourcen des Patienten ausgerichtet und baut auf den Ergebnissen des MAKRO-Screenings auf (vgl. Kapitel 5.5). Der Schwierigkeitsgrad der jeweiligen Übungen wird für jeden einzelnen Patienten individuell festgelegt. Nach dem Prinzip des TEACH-M Ansatzes enthält das MAKRO-Training genügend Wiederholungen und Übungen in einer bestimmten Schwierigkeitsstufe, bevor zu einem höheren Level übergegangen wird. Ziel des Trainings ist es, die Fähigkeit zum Aufbau von kohärenten Strukturen zu vermitteln und das Textverständnis zu verbessern. Erleichtert wird der Erwerb von makrostrukturellen Operationen durch den Einsatz von Skriptwissen (Planen einer Reise, Urlaubsbericht). Es soll die Fähigkeit wiedererworben werden, textuelle Makrostrukturen kohärent anzuordnen (z.B. zur Abfolge von Ereignissen). Zugleich wird die Fähigkeit zur Reflexion über den Prozess der Planung unterstützt, was auch das Bewältigen kommunikativer Situationen erleichtern kann.

Beispiel für das MAKRO-Training

Patientin GS hat nach einem Kleinhirninfarkt rechts eine kognitive Kommunikationsstörung. In der Textproduktion im MAKRO-Screening hat sie bereits bei der kurzen Bildgeschichte (A1, bestehend aus 4 Bildkarten, 12 obligatorischen Propositionen, 3 Aktanten, Pointe) deutliche Schwierigkeiten. Sie kann nicht alle relevanten Sinneinheiten und Inferenzen zur Erzählung aus der Bildvorlage ableiten. Daher übt die Therapeutin mit ihr das Generieren von obligatorischen Propositionen mit leichter zu bearbeitendem Material (z.B. Sortieren von 3-stufigen Bildgeschichten, 6 Propositionen, 2 Aktanten, ohne Pointe).

Es werden mit den Patienten sukzessiv einzelne makrostrukturelle Operationen erarbeitet. Bei schweren Störungen kann dies initial mit maximaler Hilfestellung geschehen, z. B. nach dem Prinzip des *errorless learning* (Middleton & Schwartz, 2012). Ein wichtiger Bestandteil des Trainings ist es, mit strukturierten Hilfestellungen (shaping, cueing, fading) die Verbesserung des Monitorings und der Selbstkorrekturfähigkeit anzubahnen. Wenn die Monitoring-Fähigkeiten bereits vorhanden bzw. angebahnt sind, können textuelle Planungsprozesse explizit trainiert werden.

Vorschläge für makrostrukturelle Aufgaben in der Texttherapie:
- Sammeln von Propositionen
- Zuordnen von Satzstreifen zu Handlungen
- Selektieren: Herausfiltern von Kernpropositionen
- Anregen der Inferenzbildung: z. B. Fragen zu Perspektiven von Handlungsträgern oder zu nicht-visualisierten Ereignissen bei Bildgeschichten
- Generalisieren: Verbalisieren von Zwischenüberschriften oder eines Titels
- Konstruieren: Übungen zur mündlichen oder schriftliche Reproduktion (mit/ohne Hilfestellungen)

6.3 Therapien der kognitiv-sprachlichen Symptome

Der nächste wichtige Bereich der therapeutischen Arbeit an kognitiven Kommunikationsstörungen ist die Erarbeitung der Therapieziele zu kognitiv-sprachlichen Symptomen. Wichtige Therapieziele sind dabei die *Angemessenheit mündlicher und schriftlicher kommunikativer Handlungen hinsichtlich der treffenden Wortwahl (lexikalisch und stilistisch) und der Nachvollziehbarkeit* von Formulierungen.

6.3.1 Verbesserung semantischer und lexikalischer Fähigkeiten

Störungen beim effizienten Zugriff auf Wortformen und Wortbedeutungen wirken sich negativ auf die verbale Kommunikation aus. Bei psychischer und kognitiver Belastung (z. B. durch Zeitdruck, Stress, Störgeräusche, mehrere Gesprächspartner) können sie verstärkt auftreten. Störungen in der Wortflüssigkeit oder beim differenzierten Wortabruf erfordern therapeutische Interventionen, die je nach Art der Störung mehr auf semantische oder lexikalische Verarbeitungsprozesse abzielen. Dies kann durch Methoden erreicht werden, die den Schwerpunkt auf die Reorganisation des semantischen

Systems oder auf den lexikalischen Zugriff legen. Es gibt Übungen zu semantischen Relationen (Hyponyme, Synonyme etc.), zum semantischen Kategorisieren oder auch zur semantischen Merkmalsanalyse (Boyle & Coelho, 1995; *Übersicht in* Kiran & Sanberg, 2012). Wortabrufstörungen mit formal-lexikalischem Störungsschwerpunkt (z. B. bei restaphasischen Symptomen) erfordern hingegen ein Vorgehen, das lexikalisch-phonologischen Fähigkeiten sowie die formal-lexikalische Wortflüssigkeit (Assoziationen zu Anlauten, silbischen Wortanfängen und -enden) gezielt trainiert. Dies kann z. B. mit der Aufgabensammlung BILEX (Richter et al., 2014) erarbeitet werden, die eine Ergänzung zum Diagnostikverfahren BIWOS (vgl. Kapitel 5.4.4) darstellt.

6.3.2 Metaphern-Training und Therapie zur Verbesserung des Verstehens von Pointen

Therapieansätze für das Verarbeiten metaphorischer Ausdrücke

Ein Ansatz zur *Verbesserung der Verarbeitung figurativer Sprache* stammt von Lundgren et al. (2011). Hier wird mit der Visualisierung semantischer Relationen gearbeitet, vergleichbar den „Mind-Mappings" bzw. „Thinking-Maps" (Buzan & Buzan, 2013), um das Verarbeiten von semantischen Assoziationen und das Verständnis von Konnotation zu verbessern. In multiplen Einzelfallstudien konnten bei Patienten mit rechtshemisphärischen vaskulären Läsionen und bei Patienten nach SHT signifikante Verbesserungen im Umgang mit neuen metaphorischen Ausdrücken nachgewiesen werden (Brownell et al., 2013).

Witze und Pointen

Die Fähigkeit, Pointen und Witze zu verstehen, kann nach dem Ansatz der Materialsammlung *Spaß beiseite* (Volkmann et al., 2008) geübt werden. In pointierten Kurztexten wird hier auch die Köhärenzbeurteilung, die Text-Bild-Integration (Texten passende Cartoons zuordnen) sowie das Verstehen doppeldeutiger Wörter und Redensarten trainiert.

6.3.3 Ansätze aus der Therapie von Aphasien

Um sprachliche Voraussetzungen (z. B. ein ausreichendes Sprachverständnis) für die neuropsychologische Therapie und die Therapie auf makrostruktureller Ebene (Gespräche, Texte und deren Struktur in verschiedenen Modalitäten) zu ermöglichen, kann es durchaus sinnvoll sein, zunächst Ansätze aus der Aphasietherapie einzusetzen. Das wird etwa in dem zweiten Fallbeispiel (vgl. Kapitel 7.2) mit entsprechender Anpassung an die individuellen Therapieziele dargestellt.

Ein gutes Beispiel für die Verwendbarkeit eines Ansatzes aus der Aphasietherapie, ist das *Aphasie-Partizipations-Training* (APT; Grönke & Mebus, 2011). Es ist aufgrund des strukturierten Aufbaus und der Berücksichtigung kognitiver Teilleistungen auch für Patienten mit kognitiven Kommunikationsstörungen gut geeignet, bei denen zusätzlich aphasische Symptome vorliegen. Beim APT stehen alltagsnahe Therapieziele im Vordergrund (z. B. wieder telefonieren können). In den Übungen wird u. a. die Interaktion von pragmatischen und exekutiven Fähigkeiten für die Umsetzung der Aufgaben berücksichtigt (z. B. in Rollenspielen).

6.4 Alltagsorientierung und Wiedereingliederung in privaten und beruflichen Alltag

Auf Grundlage klinischer Erfahrungen und Ergebnissen von Überblicksarbeiten empfehlen sich folgende Ansätze in der Behandlung kognitiver Kommunikationsstörungen:

- *Kontext-sensitive Ansätze*, die den individuellen sozialen und kommunikativen Kontext berücksichtigen,
- *Kognitiv-kommunikative Ansätze*, die das Kommunikationstraining mit dem Training von Exekutivfunktionen kombinieren,
- *Situatives Coaching* Ansätze, die den Betroffenen und Bezugspersonen in Kommunikationsstrategien coachen (Ylvisaker et al., 2005, S. 264).

Therapieverfahren, die sich diesen Bereichen zuordnen lassen, werden vor allem in der Wiedereingliederung in den privaten und beruflichen Alltag eingesetzt. Sie werden in den nächsten Abschnitten für die Behandlung kognitiver Kommunikationsstörungen näher erläutert. Therapieansätze gelten dann als erfolgreich, wenn die Betroffenen in der Lage sind, ihren privaten und beruflichen Alltag wieder so gut es geht zu bewältigen (Donker-Cools et al., 2016; Grötzbach & Yven, 2009). Eine kontext-sensitive Rehabilitation (Ylvisaker et al., 2005) baut auf einer interdisziplinären Sicht auf die alltagsbezogenen Einschränkungen der Betroffenen auf und hilft bei der Festlegung alltagsrelevanter und erreichbarer Partizipationsziele. Der *Rehabilitation-Outcome* kann dabei nicht allein durch die funktionelle Verbesserung von Leistungsbereichen bestimmt werden, sondern ist als Ergebnis eines komplexen Prozesses anzusehen, der von intrapsychischen, psychosozialen und Kontextfaktoren modelliert wird (Garrelfs et al., 2015; Shames et al., 2007).

6.4.1 Übungen in authentischen Situativen vor Ort (AOT-Therapie/Invivo-Training)

Die *Alltagsorientierte Therapie* (AOT; Götze & Höfer, 1999) enthält Therapieformen, die stark auf den Transfer therapeutisch erarbeiteter Fertigkeiten in den Alltag ausgerichtet sind (z. B. Fries et al., 2007). Der Begriff *Invivo* (lat. in vivo=im Lebendigen) gibt an, dass hier Therapien in lebensnahen Bereichen der Betroffenen durchgeführt werden. Es geht also im Rahmen der Wiedereingliederung in den Alltag um das Ziel einer verbesserten Partizipation an gesellschaftlichen Prozessen. Die Ansätze entstammen Konzepten der gemeindenahen Rehabilitation *(community based rehabilitation)*, nach denen nicht nur in klinischen Einrichtungen und Praxen an funktionstherapeutischen Zielen einer erfolgreichen Rückkehr in Alltag und Beruf gearbeitet werden soll, sondern am besten in den Stadtteilen und den Geschäften, in denen die Betroffenen ihren zukünftigen Alltag bewältigen werden. Da das z. B. aufgrund von teilweise großen Entfernungen in der Regel gar nicht möglich wäre, sind Therapiekonzepte entstanden, nach denen zwar nicht direkt am Wohnort des einzelnen Patienten therapiert und geübt wird, aber dennoch gemeindenah im Umfeld der rehabilitativen Einrichtungen. Hier sind u. a. interdisziplinäre Ansätze entstanden, die in besonderer Weise auf den Tatbestand eingehen, dass der Alltag die Verfügbarkeit mindestens kognitiver, sprachlicher und motorischer Funktionen voraussetzt (Götze & Höfer, 1999).

Alltagsnahe Therapien nach Konzepten der gemeindenahen Rehabilitation

Interdisziplinäre Ansätze

Betroffene arbeiten an alltäglichen Aufgaben:

- Wege zu Geschäften, Behörden, Praxen etc. zurücklegen können, um überhaupt in authentischen Situationen vor Ort partizipieren zu können, z. B. in Busse oder U-Bahnen ein- und auszusteigen, (Roll-)Treppen überwinden, dabei Rollstühle benutzen usw. (*physio- und ergotherapeutische Therapiebereiche*),
- sich mitteilen können und beispielsweise Einkaufsgespräche führen, sich nach dem Weg erkundigen etc. (*sprachtherapeutisch-kommunikative Therapiebereiche*),
- sich in Geschäften zurechtfinden, die semantische Struktur eines Supermarktes durchschauen, Preise vergleichen und Waren bezahlen können (*kognitive und ergotherapeutische Therapiefelder*).

Je nach Infrastruktur und der personellen Ausstattung der behandelnden Einrichtung ist es wünschenswert, Fachtherapeuten der störungsrelevanten Disziplinen in diese alltagsorientierten Therapien einzubeziehen. Wir unterscheiden hier je nach Indikation Einzeltherapien und Übungen in Kleingruppen, deren Teilnehmer nach ihren Störungsschwerpunkten (z. B. gestörte Impulskontrolle, Distanzlosigkeit) und Kontraindikationen (gesundheitliche Risiken, Belastbarkeit etc.) sorg*fältig ausgewählt werden müssen.*

Neben den therapeutischen Übungsaspekten hat die Erprobung alltagsorientierter Fähigkeiten vor Ort gegenüber den Diagnostik- und Behandlungsformen in Kliniken und Praxen auch den Vorteil einer größeren Aussagekraft über die kommunikativen Fähigkeiten in konkreten Lebenssituationen. Relevante Faktoren lassen sich in Alltagssituationen deutlich besser einschätzen als im klinischen Kontext von Patienten und Therapeuten am Therapietisch.

Größere diagnostische Aussagekraft

Beispielsweise schien ein Patient anhand der Ergebnisse verschiedener klinischer Tests nach intensiven Therapien wieder weitgehend in der Lage zu sein, alltägliche Aufgaben bewältigen zu können. In alltagsorientierten Therapien (AOT) hatte er die Aufgabe übernommen, sich anhand von Stichpunkten, die in der Therapie und nach Rollenspielübungen mit Mitpatienten schriftlich vorbereitet wurden, im Reisebüro nach einer Zugverbindung zu seinem Wohnort zu erkundigen. Er landete unbeabsichtigt am Schalter für Fernreisen und stimmte den sehr routinierten Angeboten und Nachfragen der Angestellten mehrfach sehr wenig eindeutig zu. Die bis dahin schweigende Therapeutin griff dann kurz vor der Buchung einer Flugreise nach Jerusalem für den folgenden Montag ein.

In alltagsorientierten Therapien können Patienten Strategien zur Vermeidung von Überforderungen in kommunikativen Situationen erwerben (eine ähnliche Herangehensweise wie beim GIST, vgl. Kapitel 6.1.4). Die Therapien sollten auf individuelle Ziele ausgerichtet sein und ggf. in Rollenspielen vorbereitet werden (z. B. die Auswahl des treffenden sprachlichen Registers beim Erfragen von Informationen in einer Behörde). In dieser Vorbereitung sollte mit den Teilnehmern vereinbart werden, ob und wann der Therapeut interveniert (z. B. bei größeren Missverständnissen oder bei starken Wortabrufstörungen).

Die Übungen bedürfen intensiver Vor- und Nachbereitungen

Den Übungen vor Ort sollte zeitnah eine Evaluation durch die Teilnehmer und die Therapeuten folgen. Hier können die Erfahrungen mit der konkreten Aufgabe, der Einsatz der individuellen Strategien, die Wahrnehmung der Reaktionen fremder Gesprächspartner in nicht vertrauten Situationen thematisiert und nachbereitet werden (Götze & Höfer, 1999).

6.4.2 Angehörigenarbeit

Die Einbeziehung der Angehörigen von Patienten mit kognitiven Kommunikationsstörungen umfasst folgende Schwerpunkte:

- Anamnese zum prämorbiden Kommunikationsverhalten und zu den psychosozialen Rahmenbedingungen der therapeutischen Maßnahmen,
- Aufklärung zum aktuellen kognitiven und neurolinguistischen Status, Erläuterung des Störungsprofils und der damit verbundenen Funktionseinschränkungen,
- Erläuterung der möglichen Konsequenzen und eine behutsame Arbeit an realistischen Einschätzungen,
- Erhebung möglicher Ressourcen des sozialen Systems für die Rehabilitation und die Reintegration in einen privaten und ggf. beruflichen Alltag,

- Einbeziehung der Angehörigen in Patient-Partner-Kommunikationstrainings,
- Angehörigenberatung und Verweis auf Möglichkeiten der Krankheitsverarbeitung auch für die Mitglieder des sozialen Systems (Familie, Verwandte, Freunde etc., Angehörigenseminare, Selbsthilfe- und Angehörigengruppen).

Auch wenn es wünschenswert wäre, kann dieser Kanon an Maßnahmen in den meisten klinischen Einrichtungen und Praxen von den Neuropsychologen, Neurolinguisten, Sprach- und Sozialtherapeuten aufgrund von Beschränkungen durch infrastrukturelle Engpässe, Mangelversorgung und Kompromisslösungen nicht uneingeschränkt angeboten werden.

Prämorbides Kommunikationsverhalten und psychosoziale Rahmenbedingungen

Es wurde bereits mehrfach auf die wichtige Funktion der anamnestischen Erhebungen zum prämorbiden Kommunikationsverhalten hingewiesen (vgl. Kapitel 5.1 und 5.2). Zusätzlich ist es bereits für die Planung der Rehabilitation außerordentlich wichtig, die psychosozialen Rahmenbedingungen für alle therapeutischen Maßnahmen bei den Angehörigen zu erfragen. Nun werden beispielsweise Informationen zur ökonomischen Situation keine unmittelbaren Änderungen im Behandlungsplan bewirken, aber Hinweise auf die Möglichkeiten und Ressourcen im sozialen Umfeld und die Kenntnis von besonderen Stressoren für Patienten und Angehörige können für die Planung der Maßnahmen durchaus relevant sein.

Aufklärungsarbeit zum aktuellen kognitiven und neurolinguistischen Status

Zusätzlich müssen die Angehörigen verstehen, was die Hirnschädigung bei dem Betroffenen ausgelöst hat, welche kognitiven und neurolinguistischen Symptome konkret vorliegen und was das für die Kommunikation mit dem Patienten und die Bewältigung des zukünftigen Alltags bedeuten kann. Wir sehen immer wieder, wie auf den verschiedenen Stufen der Krankheitsbewältigung (Bongartz & Pfleiderer, 1995) auch die Angehörigen den Rehabilitationsprozess durch ein falsches Verständnis der Symptomatik, beharrliches Verleugnen des aktuellen Status, ggf. sogar Schuldzuweisungen und unangebrachten Ehrgeiz belasten. Auch die Partner der Patienten müssen lernen, wie sich die Grundlagen für das künftige Zusammenleben durch die Krankheitsfolgen zum Teil drastisch verändern. Sie müssen einschätzen können, wie das Beziehungsgefüge in Partnerbeziehungen (vorübergehend oder durchaus auch längerfristig) aus den Fugen geraten kann und was die krankheitsbedingten Einschränkungen für die Familien und deren gewohnten Lebensprozesse bedeuten können (vgl. Glindemann, 2006).

Hier sind die beteiligten Therapeuten gefordert, mit professionellem Vorgehen, Verständnis und Geduld behutsam Aufklärungsarbeit zu leisten. Bei hoher Belastung der Angehörigen oder auch bei einer akuten Bedrohung der psychosozialen Situation, z. B. weil die Partnerschaft an den Verhaltensstörungen auseinanderbricht, ist es unumgänglich, hier auch psychotherapeutische Interventionen systematisch einzubeziehen. Angehörige sollten auch immer eingeladen sein, zu Einzeltherapien dazu zu kommen, um die Symptomatik im Therapiegespräch und bei der Arbeit an einzelnen Therapiezielen besser kennenzulernen.

Teilnahme der Angehörigen an Therapiesitzungen

Angehörigenseminare

In Analogie zu Versuchen, Angehörigen und Patienten mit Aphasie mehrtägige Angehörigenseminare (vgl. Schlenck & Schlenck, 1994) oder regelmäßig stattfindende Angehörigengruppen anzubieten, könnte man auch für Patienten mit kognitiven Kommunikationsstörungen und deren Bezugspersonen vergleichbare Veranstaltungen organisieren.

Patient-Partner-Kommunikationstrainings

Je nach den meist eingeschränkten zeitlichen Möglichkeiten von Angehörigen und den Therapeuten innerhalb der infrastrukturellen Vorgaben in den klinischen Einrichtungen und Praxen können auch von der Aphasietherapie inspirierte Patient-Partner-Kommunikationstrainings durchgeführt werden (*conversational coaching*; vgl. Holland, 1991; Bongartz, 1998). Die Angehörigen lernen dabei unter Anleitung einerseits mehr über die Ausprägung der Störungen und den Umgang mit einzelnen Symptomen. Andererseits können Therapeuten hier versuchen, positiv auf die Entwicklung des (neu zu gestaltenden) Patient-Partner-Verhältnisses Einfluss nehmen. Dabei sind nicht nur effektivere Kommunikationsprozesse das Ziel, sondern auch Übungen zu geduldigen und respektvollen Interaktionen. Hier können Therapeuten beispielsweise gegensteuern, wenn sie ein deutliches Unverständnis für die Einschränkungen oder überbehütende oder entmündigende Einstellungen *(overprotection)* bei den Angehörigen beobachten. Es hat sich mehrfach gezeigt, dass die meisten Patienten in Anwesenheit ihrer Angehörigen für therapeutische Anregungen offener sind und ihre Rolle als Betroffene in den Behandlungen besser annehmen können (z. B. der Patient KH im Fallbeispiel in Kapitel 7.1 hatte ein deutlich besseres Störungsbewusstsein, wenn seine Ehefrau bei Therapien anwesend war).

7 Fallbeispiele

Im Folgenden stellen wir zwei Patienten mit unterschiedlichen Störungsprofilen kognitiver Kommunikationsstörungen und verschiedenen diagnostischen und therapeutischen Vorgehensweisen vor.

7.1 Fallbeispiel KH: dysexekutive Symptome, sprachliche Auffälligkeiten und geringes Störungsbewusstsein

In dieser Falldarstellung geht es um einen Patienten mit kognitiven Einschränkungen, von denen dysexekutive Symptome und eine ausgeprägte Anosognosie besondere therapeutische Herausforderungen bedeuteten. Zusätzlich waren sprachliche Auffälligkeiten abzugrenzen und zu spezifizieren. Durch intensive interdisziplinäre Bemühungen konnten gute Leistungsverbesserungen erreicht werden.

7.1.1 Status bei Aufnahme

Der promovierte Physiker KH, 54 Jahre alt, verheiratet, Vater von zwei erwachsenen Kindern, erlitt bei einem Sturz aus 4 m Höhe ausgedehnte Schädelfrakturen, eine komplexe Mittelgesichtsfraktur, ein epidural frontal gelegenes Hämatom, eine diffuse Subarachnoidalblutung und kleine beidseits temporal gelegene Kontusionsblutungen. Zusätzlich mussten ein Thoraxtrauma mit Rippenserienfraktur, eine BWK-8-Fraktur, ein Pneumothorax sowie linksseitig gelegene Clavicula-, Scapula- und Radiusfrakturen behandelt werden.

Initial wurde ein hirnorganisches Psychosyndrom befundet. Nach einer leichten Stabilisierung wurden *Orientierungsstörungen* zu Situation und Ort bei schwerer *anterograder Gedächtnisstörung* und *Konfabulationen* diagnostiziert. Für diese Zeit wurden auch deutliche *Aufmerksamkeitsstörungen* und eine *reduzierte Belastbarkeit* beschrieben. Zusätzlich ist dokumentiert, dass KH von Anfang an *kein Störungsbewusstsein* hatte. Ohne dass dafür konkrete Untersuchungsergebnisse vorliegen, war initial auch die Rede von einer *Wernicke Aphasie*.

7.1.2 Anamnese und Befund

Als sich der Patient nach aufwendigen Akutbehandlungen und einem längeren Aufenthalt in einer neurologischen Rehabilitationsklinik neun Monate später in der Klinik für Neuropsychologie im Klinikum Bogenhausen vorstellte, sollten der aktuelle Status abgeklärt und die weiteren notwendigen Maßnahmen erarbeitet werden. Er erhielt dort für 6 Wochen an allen Werktagen Therapien von Psychologen und Sprachtherapeuten, soweit er einwilligte zum Teil auch von Physio- und Ergotherapeuten. Verhaltensneurologisch wurden noch *organische Verhaltensstörungen* diagnostiziert, neuropsychologisch *kognitive Störungen* und neurolinguistisch eine *kognitive Sprach- und Kom-*

munikationsstörung. Es gab weiterhin kein Störungsbewusstsein. Der Patient selber gab an, keine Beeinträchtigungen seiner kognitiven Leistungen bemerkt zu haben; er wolle möglichst bald wieder an seinen Arbeitsplatz zurückkehren. Er arbeitete in leitender Position in einem Technologiekonzern, wo er als Abteilungsleiter für etwa 80 Mitarbeiter verantwortlich war. Seine Aufgaben bestanden u.a. in der Planung und Durchführung von Projekten zur Entwicklung und Herstellung neuer Produkte. Er vertrat die Firma bei Verhandlungen mit Kunden nach außen. Entgegen seiner eigenen Einschätzung bezweifelten Therapeuten und Ärzte, dass er diesen beruflichen Anforderungen wieder gewachsen war.

Neuropsychologischer Status. Das Störungsbild stellte sich für die Psychologen weniger auffällig dar als aus neurolinguistischer Perspektive. KHs kognitive Leistungen sahen die Psychologen zumeist im Zusammenhang mit sprachlichen Symptomen. Dazu wurden unter anderem Auffälligkeiten beim *schnellen Wortabruf* beschrieben und Probleme, wenn es um *präzise Formulierungen* ging. Es waren auch die *sprachlichen Gedächtnisleistungen* und das *sprachliche Problemlösen* betroffen. Hier war die Bearbeitung mancher Aufgaben auch durch deutlich dysexekutive Züge gekennzeichnet; es konnten *vorschnelles Handeln*, *mangelnde Plausibilitätskontrollen* und Schwierigkeiten beobachtet werden, einmal begonnene Handlungen und Überlegungen wieder zu verwerfen.

Neurolinguistischer Status. Aus linguistischer Perspektive fiel ein deutlich *erhöhter Rededrang mit thematischen Abschweifungen* auf, viele *inhaltsleere oder semantisch vage Formulierungen*, auch *semantische Paraphasien* und *Neologismen*. Wenn KH nicht unterbrochen wurde, antwortete er auch auf einfache Fragen oft ohne ein baldiges Ende seiner Äußerung finden zu können. Er formulierte dabei ausgesprochen *umständlich*, teilweise *unverständlich* und es fiel ihm schwer, sich in die Situation seines Gegenübers zu versetzen. KH konnte deshalb nur sehr eingeschränkt erkennen, ob seine Gesprächspartner seine Äußerungen verstanden bzw. warum sie teilweise unverständlich bleiben mussten. Es gab auch deutliche Probleme bei den *verbalen Abstraktionsleistungen*; seine Reaktionen waren einerseits stark auffällig beim *Generieren von Hypernymen* zu je zwei vorgegebenen Kohyponymen. Andererseits wichen viele seiner Reaktionen beim *Finden von Antonymen* zu vorgegebenen Adjektiven von den Zielformen ab. Beim *Erläutern metaphorischer Redewendungen* erkannte er zwar ihre Bildhaftigkeit, erläuterte ihre Bedeutung dennoch häufig sehr ungenau. Seine Leistungen waren auch auffällig beim *Erkennen und Korrigieren* von im Satzkontext falsch verwendeten Wörtern und bei der *Beschreibung der Cookie-Theft-Abbildung* von Goodglas und Kaplan (1983). Während er die Multiple-Choice-Aufgaben zum diagnostischen *Sachtext S1* von Claros-Salinas (1993) ohne Textabgleich bei allerdings erhöhtem Zeitbedarf fehlerfrei lösen konnte, kam es bei komplexeren Therapietexten aus diesem Material mehrfach zu vielen Fehlern. Er hatte große Probleme, die *Informationsstruktur* zu erfassen und einzelne Fakten sicher aufeinander zu beziehen. Er entschied sich vorschnell für inkorrekte Verknüpfungen von Informationen und fasste sie falsch zusammen. Beispielsweise gelang es ihm nicht, zum *Therapietext A* von Claros-Salinas (1993) aus 4 angebotenen Überschriften eine treffende auszuwählen. Auch die angegebenen Prozentsätze zu gefährdeten Tagfaltern konnte er numerisch in einer Multiple-Choice-Aufgabe nicht in kurz- und längerfristige bedrohte Arten zusammenfassen.

In der *Spontansprache* kam es zu einigen Neologismen („Spotten", „Lacker") und mehrfach zu *semantischen Paraphasien* (z.B. als er bei der Schilderung seines Unfalls sagte, dass er „...diese Rendite nicht erwartet" habe). Er bemerkte solche Symptome nicht oder ging über sie hinweg. Es kam auch zu vielen *thematischen Abschweifungen*, wenn er beispielsweise auf die Frage nach seinen beruflichen Aufgaben bei der Schilderung seines guten Verhältnisses zu seinem Chef sehr ausführlich wurde und dessen Aufgabenbereich beschrieb, anstatt seinen eigenen, nach dem er gefragt worden war.

Die immer wieder von ihm verwendeten Abstrakta wie „Problem" oder „Thema", deren konkrete Bedeutung sich meistens erst im Kontext erschließt, blieben oft sehr vage und kommunikativ unbefriedigend. Wenn er darauf aufmerksam gemacht wurde, antwortete er erneut unkonkret; beispielsweise, es handele sich um „...ein wichtiges Muster". Selbst auf die erneute Frage, was mit „Muster" gemeint sei, antwortete er wieder inhaltsleer: „Diese Frage ist auch ein Thema, das noch besprochen werden muss!" Wir fragten uns, ob auch Sprachverständnisstörungen für solche Antworten verantwortlich sein könnten und/oder auf welche Weise sich erwartbare Arbeitsgedächtnisprobleme für die vagen und eher unkonkreten Antworten auf (Nach-)Fragen auswirkten? War er vielleicht selber unsicher, was er beispielsweise mit „Muster" gemeint hatte? Oder handelte es sich lediglich um vorschnelle Aktivierungen von Wortformen, mit denen er unkritisch umging? Er selbst kommentierte seine Wortwahlstörungen als schlichte Versprecher, auf die er nicht weiter eingehen wolle. Auch für die längeren Abschweifungen vom Thema fand er Rationalisierungen; z.B. das sei doch alles sehr wichtig in seiner Situation.

Bewertung des Status. Bei der Einordnung der Symptome gab es die typischen Abgrenzungsprobleme zwischen kognitiven und verbalen Konzepten. Semantische Paraphasien und Neologismen erwarten wir einerseits bei der initial erwähnten Wernicke Aphasie (vgl. Glindemann & Mebus, 1997), von der noch semantisch-lexikalische (Rest-)Symptome vorgelegen haben können. Andererseits gehören der eingeschränkte strategische Zugriff auf Wortbedeutungen (und -formen), entsprechende Wortwahlfehler sowie semantisch vage und undifferenzierte Formulierungen auch zu den Symptomen dysexekutiv verursachter Sprachstörungen (Glindemann & von Cramon, 1995). Prigatano (2004, S. 86) spricht im Zusammenhang mit diesen *nicht-aphasischen Sprachstörungen* nach SHT u.a. von Problemen beim „effizienten und effektiven

Wortabruf". Selbst das Enthemmungsphänomen des erhöhten Rededranges wird für Patienten mit Wernicke Aphasie ebenso genannt (Huber & Ziegler, 2000) wie für Betroffene mit dysexekutiven Kommunikationsstörungen (Matthes-von Cramon & von Cramon, 2000; Prigatano, 2004). Bei KH gab es für diese unterschiedlichen Konzepte vielfältige potenziell verantwortliche (frontale, temporale und diffuse) Hirnschädigungen. Gegen das Vorliegen aphasischer Symptome sprach, dass KH bei der Auslese *Aphasie/keine Aphasie* (Huber et al., 1983, S. 132) im *Token Test* und im *AAT-Untertest zur Schriftsprache* unauffällig reagierte. Aphasische Sprachverständnisstörungen hätten zudem auch im Token Test auffallen müssen. Und dass kein lexikalisches Suchverhalten beobachtet werden konnte, sprach ebenfalls eher gegen das Vorliegen einer Aphasie. KH produzierte seine lexikalischen Abweichungen weniger beim Benennen in Testsituationen als vielmehr in Gesprächen, in denen seine Verarbeitungskapazität zusätzlich für unterschiedliche Parameter der komplexen Interaktion mit einem Gesprächspartner gebunden war. Karnath und Kammer (2003, S. 519) berichten von Leistungseinschränkungen bei Patienten mit gestörten Exekutivfunktionen, „dass die jeweilige Situation die Organisation und das Planen des Verhaltens über einen längeren Zeitraum bei gleichzeitiger Berücksichtigung mehrerer Teilaspekte (‚multitasking') erforderlich macht". Die kognitiven Anforderungen in Gesprächen, in denen KH auffällig war, sind solche Multitasking-Anforderungen; Spitzer et al. (2013) weisen auf den Zusammenhang zwischen Gesprächsfähigkeit und Exekutivfunktionen hin (vgl. auch Fridrikson et al., 2006).

Ohne die Frage nach der Einordnung für das beschriebene Störungsprofil zwischen eher kognitiven, kognitiv-kommunikativen oder sprachsystematischen Ursachen endgültig geklärt zu haben, konnten wir zusammenfassen, dass KHs kommunikative Handlungen oft nicht gelangen, weil er sich bei bestehenden Gedächtnis-, Aufmerksamkeits- und Problemlöseleistungen fehlerhaft, vage, unstrukturiert und teilweise unverständlich äußerte, wortreich vom Thema abwich, das handlungsleitende Konzept verlor, Informationsstrukturen von Äußerungen und Texten missverstand sowie im Verlauf unserer klinischen Diagnostik nur ein sehr grobes Störungsbewusstsein entwickelte.

7.1.3 Therapieziele

Nach der Erhebung des Leistungsprofils wurden in einer interdisziplinären Konferenz (zwischen Neurolinguist, Psychologinnen, Ärztin) Ziele für die Behandlung seiner kognitiven Sprach- und Kommunikationsstörung definiert und aufeinander abgestimmt. Ergo- und physiotherapeutische Behandlungen, die zum Teil indiziert gewesen wären, lehnte KH als unnötig weitgehend ab.

Psychologie. Ziel war, dass KH komplexe Planungsaufgaben löste. Er sollte dabei detaillierte Vorplanungen und Plausibilitätskontrollen durchführen. In Gruppentherapien sollte er auch sprachliche Analogien erarbeiten. Für die Bearbeitung umschriebener Verhaltensstörungen sollte KH Videoaufnahmen von therapeutischen Gesprächen zustimmen und bei Analysen Auffälligkeiten erkennen. Außerdem sollte er in Gesprächen zur gelenkten Krankheitsverarbeitung größere Einsichten in sein Störungsbild gewinnen, mögliche Einschränkungen und Überforderungen bei der beruflichen Wiedereingliederung nachvollziehen und mit dem kooperativen Arbeitgeber Möglichkeiten erarbeiten, die beruflichen Anforderungen an seine Leistungsfähigkeit anzupassen.

Neurolinguistik. In den Sprachtherapien, deren Schwerpunkt zunächst die Kontrolle des Kommunikationsverhaltens darstellte, sollte KH seine Redeanteile deutlich reduzieren. Außerdem sollte er auf Nachfrage angeben können, in welchem Verhältnis seine aktuelle Äußerung zur vorausgegangenen Äußerung des Gesprächspartners stand. Zusätzlich sollte er sein Gegenüber nicht unterbrechen und ausreichend zu Wort kommen lassen. Er sollte seine Wortwahl auf ihre Präzision hin kontrollieren. Die Erfassung der Informationsstrukturen komplexer Sachtexte sollte sicherer werden. Die aktive Bearbeitung dieser Symptome sollte auch dem Awareness-Ziel zuträglich sein, sprachlich-kommunikative Symptome zu bemerken, aktiv zu bearbeiten und in Relation zum privaten und beruflichen Alltag zu sehen.

7.1.4 Therapieverlauf

Therapeutisches Arbeiten setzt in der Regel voraus, dass die Patienten die zu bearbeitenden Symptome ernst nehmen und aktiv modifizieren wollen. Unsere Konfrontation mit Symptomen war für KH oft sehr mühevoll, besonders weil er sie selber zunächst selten bemerkte. Die therapeutische Brisanz dieser Versuche war uns bewusst. Wenn wir versuchten, ihm seine kommunikativen Schwierigkeiten anhand des konfusen Gesprächsverlaufs behutsam zu demonstrieren, fühlte er sich mehrfach persönlich kritisiert und fand zahlreiche Rationalisierungen. Goldenberg (2017, S. 311) beschreibt, dass die „Konfrontation mit Behinderungen, die Patienten selbst noch gar nicht aufgefallen sind (...) Abwehr, Resignation und Misstrauen gegenüber Untersucher und Therapeuten auslösen“ können. Das war uns sehr bewusst und wir berücksichtigten dies sehr umsichtig. Oft erklärte KH sein Verhalten plausibel mit seiner schwierigen Rolle als Patient im Krankenhaus oder mit seinen Sorgen über seine berufliche Zukunft. Einen Zusammenhang mit seinem Unfall und den schweren Verletzungen sah er nicht. Obwohl KH zuverlässig zu den Therapien kam und grundsätzlich kooperativ war, wirkte er in manchen Sitzungen genervt und irritiert. Solche Patienten haben natürlich keine Erfahrung mit Beeinträchtigungen nach Hirnschädigung, sondern sie kennen nur ihre prämorbide Leistungsfähigkeit, auf die sie sich bis zur Erkrankung erfolgreich verlassen konnten.

Manchmal konnte KH das Vorliegen seiner Symptome zögerlich einräumen, ohne deren Konsequenzen für den (zukünftigen) Kommunikationsalltag realistisch einzuschätzen. Letztlich musste er den Therapeuten eher glauben, dass therapiewürdige Schwierigkeiten bestanden; denn wirklich bemerken konnte er sie offenbar nur sehr eingeschränkt. Es entstand der Eindruck, dass er die Symptome nicht wahrhaben konnte, weil er unbedingt von einer problemlosen Rückkehr an seinen Arbeitsplatz ausging und seine Rolle in der Firma mit einem abweichenden Kommunikationsverhalten oder Planungsstörungen auf keinen Fall vereinbar war *(defensive denial)*. Die in den Therapien vorsichtig thematisierten Symptome passten nicht zu seinem Selbstkonzept; er war es als erfolgreicher Manager und Physiker gewohnt, weitgehend fehlerfrei zu agieren und hatte nach seinen eigenen Berichten einen eher perfektionistischen Arbeitsstil. Er schien (nicht unbegründet) auch gravierende Nachteile zu befürchten, wenn die beschriebenen Symptome tatsächlich vorlägen.

Psychologische Therapien. In den Übungen mit komplexen Planungsaufgaben in Einzeltherapien konnte KH tatsächlich zunehmend erfolgreich die Anforderungen der jeweiligen Aufgaben erkennen und strategische Lösungsmöglichkeiten entwickeln. Trotz guter Ideen zur Herangehensweise unterliefen ihm im Verlauf der Durchführung fast immer Fehler. Er führte trotz mehrfacher Aufforderung zu wenige Plausibilitätskontrollen durch, sodass er Abweichungen nicht selbst bemerkte. Auch bei sprachlichen Analogieaufgaben verarbeitete er die Bedeutung präziser Formulierungen immer wieder umständlich und fehlerhaft. Er nahm auch an Gruppentherapien zum problemlösenden Denken teil. Dabei ging es um die Vermittlung von Strategien zur Reduktion der Arbeitsgedächtnisanforderungen, um die Vorstrukturierung komplexen Informationsmaterials, zum Exzerpieren und günstigen Anordnen der Informationen sowie um die Kombination relevanter Vorgaben. Es gab auch Übungen zur Verbesserung der verbalen Abstraktionsleistungen, des schlussfolgernden Denkens und der Entwicklung lösungsrelevanter Ideen. Mehrfach hatte KH Probleme, zu den Inhalten der Therapien eine Einstellung und innerhalb der Gruppe eine angemessene Rolle zu finden. Insgesamt ließen sich durchaus Leistungsverbesserungen quantifizieren. Die verhaltenspsychologischen Behandlungen waren insofern erfolgreich, als er bei Entlassung einer gestuften beruflichen Wiedereingliederung zugestimmt hatte. KH lehnte es allerdings ab, dass ein niedergelassener Psychologe mit der Firma für die Supervision der Wiedereingliederung Kontakt aufnahm. Hinsichtlich seines Kommunikationsverhaltens bemerkte er bei den Videoanalysen tatsächlich immer mehr Abweichungen. Er war mit der festen Überzeugung gestartet, er müsse sich nur besser konzentrieren, um sich zielführender verhalten zu können. Diese Fehleinschätzung war nur langsam zu modifizieren.

Sprachtherapie. Letztlich konnten ihm verschiedene Symptome in seinem Kommunikationsverhalten transparent gemacht werden. Nach den entsprechenden Übungen kontrollierte er einzelne Parameter durchaus besser. Zum Beispiel war KH jetzt in der Lage, während solcher Übungen 10 Minuten lang nur jeweils einen kurzen Sachverhalt zu äußern. Insgesamt konnte das Ziel erreicht werden, dass er mindestens durch die Befolgung der Übungsinstruktionen seine Symptome implizit einräumte. Auch das Ziel, sein Kommunikationsverhalten zu verbessern, wurde erreicht. Seine verbliebenen Symptome realistisch einzuschätzen und ihnen auch in seinem Zukunftsentwurf Rechnung zu tragen, dauerte länger.

Schon in den Vorübungen zur Kontrolle der Wortwahl hatte KH Probleme, sichere Oberbegriffe zu erarbeiten und relevante semantische Spezifizierungen so zu formulieren, dass sein Gesprächspartner sie nachvollziehen konnte. Bei der sprachlichen Referenz auf konkrete Personen und Objekte war er erfolgreicher. Als wir dann dazu übergingen, ihn Umschreibungen schriftlich vorstrukturieren zu lassen, ging er viel systematischer und eindeutiger vor. Diese Übungen und die ständige Fokussierung auf mögliche lexikalische Unschärfen führten dazu, dass KH seine Äußerungen zunehmend besser kontrollierte und weniger unpassende Begriffe und Paraphasien produzierte. Neologismen kamen bei den Untersuchungen zur Entlassung gar nicht mehr vor.

Die therapeutische Arbeit an den Informationsstrukturen (komplexer) Texte war eine große Herausforderung. Vorübungen mit Bildergeschichten lehnte er als „Spielerei" ab. Narrative Texte (mit überschaubarerer Informationsstruktur) konnte er ebenfalls nicht akzeptieren; er gab an, beruflich nur mit Sachtexten zu tun zu haben. Tatsächlich hatte sich aber schon bei den ersten Übungen mit Bildergeschichten und einem narrativen Text gezeigt, dass es ihm schwerfiel, kausale und zeitliche Verknüpfungen sowie räumliche Verhältnisse in komplexen Beschreibungen eindeutig nachzuvollziehen. Bei den Sachtexten verhielt es sich ähnlich wie bei seinen Schwierigkeiten mit den Problemlöseaufgaben in den psychologischen Therapien. Selbst wenn KH den Argumentationsgang oft verstanden hatte, unterliefen ihm bei der Bearbeitung (z. B. von Multiple-Choice-Aufgaben zum Textverständnis) Fehler, weil er vorerst noch vorschnell reagierte. Er arbeitete insgesamt flüchtig und unaufmerksam und war seinen voreiligen Lösungen gegenüber anschließend ausgesprochen unkritisch; er verwechselte beispielsweise relevante Orts- und Zahlenangaben und führte wieder zu wenige Plausibilitätskontrollen durch.

Insgesamt konnte sich KH bei Entlassung in seinem Kommunikationsverhalten und speziell sprachlich deutlich besser kontrollieren. Er war jetzt beim Finden von Obergriffen fast fehlerfrei. Die Überprüfung der Antonyme war unauffällig. Den diagnostischen *Sachtext S1* von Claros-Salinas (1993) löste er in der Hälfte der bei Aufnahme benötigten Zeit fehlerfrei und er fand zum *Therapietext A* aus diesem Material problemlos die treffende Überschrift. Er war aufmerksam um die Eindeutigkeit seiner Äußerungen und Handlungen bemüht. Dadurch war sein Kommunikationsverhalten effektiver und weniger umständlich geworden. Er akzeptierte jetzt auch das Vorliegen von Symptomen deutlich besser als bei seiner Aufnahme.

7.1.5 Fazit

Mit diesem Fall haben wir einen Patienten mit einem komplexen Störungsbild vorgestellt, bei dem das Zusammenwirken kognitiver und sprachlicher Leistungseinschränkungen dazu geführt hatte, dass er den Anforderungen seines Kommunikationsalltags nur noch sehr eingeschränkt gewachsen war. Schwerpunkte seiner kognitiven Einschränkungen waren dysexekutive Symptome, eingeschränkte Gedächtnisleistungen bei der Verarbeitung sprachlichen Materials und eine mangelnde Störungseinsicht. Sprachlich äußerte sich KH weiterhin oft noch leicht vage, aber immerhin schon wieder alltagstauglich. Gauggel und Konrad (1997, S. 109) haben darauf hingewiesen, dass es bei Patienten mit solchen Störungsprofilen zwischen ihren Selbsteinschätzungen hinsichtlich ihrer Leistungsfähigkeit und den entsprechenden Fremdbeurteilungen durch Therapeuten zu deutlichen Diskrepanzen kommen kann: „Hirngeschädigte Patienten überschätzen häufig ihre eigene Leistungsfähigkeit“. So wurde ein reibungsloser Transfer in KHs beruflichen Alltag durch seine unrealistischen Vorstellungen von seinem Störungsprofil erschwert. Wir mussten ihn davon überzeugen, dass es nicht nur unser Therapieziel sein konnte, seine Leistungsfähigkeit wiederherzustellen, sondern auch die Bedingungen für seine Aufgaben in der Firma sinnvoll zu modifizieren. Denn letztlich „bestimmt immer auch die Frage der Veränderbarkeit der Umwelt, vor allem am Arbeitsplatz, ob eine berufliche Wiedereingliederung möglich ist“ (Wenz, 1997, S. 366).

Wir wissen, dass KH anschließend in eingeschränkten Aufgabengebieten wieder in seiner Firma arbeiten konnte. Die Reduzierung seines Tätigkeitsfeldes kränkte ihn sehr. Dennoch war seine Rückkehr angesichts der Schwere der Verletzungen und der Funktionseinschränkungen durchaus ein großer Erfolg.

7.2 Fallbeispiel DR: schwere Kommunikationsstörung nach SHT

Im zweiten Fallbeispiel wird eine Patientin mit einem Störungsprofil vorgestellt, in dem aphasische Symptome eine kognitive Kommunikationsstörung überlagern. Die Therapiefortschritte sind für 3 Testzeitpunkte in Tabelle 5 bis 7 dargestellt. Trotz des stark reduzierten Störungsbewusstseins und der kognitiv-sprachlichen Defizite, konnte DR in der Behandlung sehr gute Fortschritte erreichen. Das logorrhoeische Kommunikationsverhalten, der artifizielle Sprechstil und die semantisch-lexikalischen Fähigkeiten konnten in allen Modalitäten verbessert werden. Auch für das problemlösende Denken, Gedächtnis- und Aufmerksamkeitsleistungen, die Handlungsplanung und die Wortflüssigkeit konnten Leistungsverbesserungen erreicht werden.

Tabelle 5: Testwerte (PR) im AAT; t1 = 6 Wochen, t2 = 6 Monate, t3 = 8 Monate p.o.

Testzeitpunkt	Token Test	Nachsprechen	Benennen	Schriftsprache	Sprachverständnis
t1	85	97	53	95	35
t2	97	97	62	100	62
t3	99	100	83	–	–

Anmerkung: Prozentrangnormen beziehen sich beim AAT auf die Gesamtpopulation aphasischer Patienten

Die Studienrätin DR erlitt nach einem Sturz von einer Leiter ein schweres SHT mit bifrontalen und linkstemporalen Kontusionsblutungen. Sie war verheiratet und zum Zeitpunkt der Aufnahme in die Rehabilitationsklinik 37 Jahre alt. Das Ereignis lag 6 Wochen zurück. DR hatte sensomotorisch bis auf eine leichte Hypästhesie in der rechten oberen Extremität keine Einschränkungen. Sie hatte ausgeprägte kognitive Defizite und es waren Einschränkungen im kommunikativen Handeln zu beobachten. Ihre Behandlungsschwerpunkte lagen in den neuropsychologischen Therapien und in der Sprachtherapie. Ihre schwere Kommunikationsstörung konnte als Mischbild aus einer aphasischen Störung und kognitiven Dysfunktionen beschrieben werden (vgl. Kapitel 2.2). Sie hatte eine ausgeprägte Orientierungsstörung, schwere Aufmerksamkeitsdefizite (u.a. selektive und geteilte Aufmerksamkeit) und zeigte ein geringes Störungsbewusstsein.

7.2.1 Status bei Aufnahme: neuropsychologische und sprachtherapeutischen Diagnostik

In der sprachsystematischen Diagnostik mit dem AAT zeigte sich eine nicht klassifizierbare Aphasie mit leichten bis minimalen Beeinträchtigungen im Token Test, im Nachsprechen und in der Schriftsprache. Die deutlich gestörten Leistungen im Sprachverständnis und im Benennen standen dazu im starken Kontrast. Die Spontansprache von DR war initial logorrhoeisch, paragrammatisch und geprägt von semantischen Paraphasien, einigen Neologismen und Wortfindungsstörungen. In der *Bogenhausener Semantik Untersuchung* (BOSU; Glindemann et al., 2002) waren ihre Leistungen bis auf den Untertest *Zuordnen von Farben* beeinträchtigt, d.h. es gab deutliche konzeptuelle Verarbeitungsstörungen im semantischen System. Zusätzlich hatte DR eine schwere lexikalische Zugriffsstörung, obwohl keine Störungen in der phonologischen Verarbeitung beobachtet werden konnten. Sie zeigte gute Leistungen in den Bereichen *Nachsprechen* und *Schreiben nach Diktat*. In der psychologischen Diagnostik bestand zusätzlich der Verdacht auf retrograde und anterograde Gedächtnisdefizite, wobei die Testergebnisse aufgrund der aphasischen Symptome nicht zuverlässig interpretierbar waren.

7.2.2 Eigen- und Fremdanamnese

DR beschrieb Einschränkungen („noch Probleme mit der Konzentration"), die sie mit dem Sturz in Verbindung brachte. Ihr fehlte eine differenzierte Wahrnehmung der schweren kognitiven und kommunikativen Beeinträchtigungen. Im Gespräch mit der Patientin fiel auf, dass ihr Sprechstil nicht ihrem Alter entsprach. Ihre Sprechstimmlage war deutlich zu hoch und die prosodische Modulierung kindlich und naiv. Zusätzlich verhielt sich DR unsicher und überangepasst (z. B. entschuldigte sie sich mehrmals im Gespräch ohne genaue Angabe des Grundes). In vielen Äußerungen, z. B. in Aussagesätzen und Kommentaren, verwendete DR eine unangemessene Frageintonation und irritierte ihre Gesprächspartner damit deutlich. Im Angehörigengespräch bestätigte sich, dass DR zuvor eine formalsprachlich nahezu perfekte und sehr elaborierte Ausdrucksweise beherrscht hatte. Auch die Sprechstimmlage und die prosodischen Fähigkeiten seien deutlich anders gewesen.

Ressourcen. Trotz der fehlenden Störungseinsicht ließ sie sich gut auf die verschiedenen Therapiebereiche ein und versuchte auch eigenständig zu den Terminen zu kommen. Ihr Ehemann und ihre Eltern waren eine wichtige Hilfe für den Rehabilitationsprozess. Sie unterstützten DR durch Erzählungen und mit Fotomaterial aus der gemeinsamen Vergangenheit dabei, sich wieder besser zur Person und zur Situation orientieren zu können, und sie nahmen an vielen Aktivitäten ihres Klinikalltags teil. Eine wichtige Ressource war auch, dass sie trotz eingeschränkter Störungswahrnehmung regelmäßig und konsequent an den Therapieeinheiten teilnahm.

7.2.3 Therapieziele

Anfangs fiel DR die Orientierung auf der Station schwer und sie hatte durch die Aphasie Probleme, die Zeiten und Angaben zu den Therapien auf ihrem Behandlungsplan zu verstehen. Obwohl die Patientin nur ein eingeschränktes Störungsbewusstsein hatte, äußerte sie den Wunsch, dass sie wieder besser ihre „Wege finden wollte" und auch „wieder pünktlich sein wollte". Als spezifisches und für die Patientin relevantes interdisziplinäres mittelfristiges Ziel wurde daher in Anlehnung an SMART (vgl. Kapitel 6) festgelegt, dass DR es mindestens einmal am Tag selbstständig schaffen sollte, mit Hilfe des Therapieplans zur richtigen Zeit den Therapieraum aufzusuchen. Die Inhalte in der ersten Behandlungsphase lagen daher in der Verbesserung des Sprachverständnisses, der Orientierungsleistungen, der semantischen Fähigkeiten und der Verbesserung der Störungseinsicht. Bei den neuropsychologischen Therapien stand neben der Verbesserung der Orientierung, die Verbesserung der mnestischen Fähigkeiten (u. a. durch externe Gedächtnishilfen zur Reorientierung und zur Kompensation der Merkfähigkeitsstörung und der Verhaltenskontrolle) im Vordergrund. Zusätzlich erhielt DR ein PC-Training (der Aufmerksamkeits- und Gedächtnisleistungen). Interdisziplinäres Ziel war es, über prozedurales Lernen die eigenständige und strukturierte Nutzung eines Gedächtnisbuches anzubahnen. Um die dazu notwendigen sprachsystematischen Fähigkeiten zu erarbeiten, wurden in der Sprachtherapie Übungen mit Bildmaterial (hochfrequent, konkret, alltagsbezogen) zur Verbesserung der semantisch-lexikalischen Verarbeitung (produktiv und rezeptiv) in Einzeltherapie und am PC durchgeführt. Das Material wurde DR hochstrukturiert mit möglichst wenigen Freiheitsgraden und Möglichkeiten zu offenen Antworten dargeboten. Das sollte zusätzlich ihre Tendenz zu logorrhoeischen, assoziativen und weitschweifigen Äußerungen verringern. Bei Fehlern oder thematischen Abweichungen wurde DR durch die Therapeutin unmittelbar korrigiert und zur Aufgabenstellung zurückgeführt. Da DR große Schwierigkeiten hatte, auditiv dargebotene Hilfestellungen zu verarbeiten, wurde mit ihr die Möglichkeit von gestischem, visuellem und taktilem Feedback besprochen und erarbeitet. Dazu legte die Therapeutin ihre Hand auf den Arm der Patientin, zeigte mit Zeige- und Mittelfinger auf ihre Augen und schaffte es so, den Aufmerksamkeitsfokus der Patientin zu stabilisieren. Nachdem die Therapeutin den Blickkontakt hergestellt hatte, legte sie den Finger auf ihre Lippen („Stille“) und zeigte auf ihre Ohren („Zuhören“). Mit dieser Art von Feedback gelang es DR besser, sich den Inhalten der Therapie aufmerksam zuzuwenden. Bei guten Leistungsfortschritten im Sprachverständnis und in den expressiven Fähigkeiten konnte der Schwierigkeitsgrad der Übungen gesteigert werden. Es konnte nun an sprachlichen Analogien, am Verbalisieren von Situationen und einfachen Handlungsfolgen gearbeitet werden. Hier wurde wieder mit taktilem und gestischem Feedback an der Aufmerksamkeitslenkung gearbeitet und die überschießende Sprachproduktion gehemmt. Dieses Vorgehen erleichterte DR ihren gesteigerten verbalen Output zu verringern und ihr Gesprächsverhalten hörerzentrierter auszurichten.

7.2.4 Therapieverlauf

Status 6 Monate nach Ereignis. Nach 6 Monaten (t2) war eine differenzierte Testung exekutiver Teilleistungen möglich. Die Speicherkapazität (*Digit span*, WAIS-IV; Petermann & Petermann, 2012) zeigte sich sowohl in Bezug auf die

Merkfähigkeit als auch auf die Arbeitsgedächtnisleistung reduziert. In Tests zur Handlungsplanung (*Tower of London*, ToL; Tucha & Lange, 2004) und zur Wortflüssigkeit (RWT; Aschenbrenner et al., 2000) lagen ihre Leistungen außerhalb des Messbereichs (< PR 10) und es fielen jeweils deutliche Regelverstöße auf. Allerdings zeigten sich sehr gute Leistungen im figuralen Behalten und den räumlich-konstruktiven Fähigkeiten. In Tabelle 6 sind die gebesserten Ergebnisse auch für den Status 8 Monate p.o. enthalten (t3). Zusätzlich zu den besseren Testergebnissen traten zu diesem Zeitpunkt (t3) bereits viel weniger Regelverstöße auf (ToL; RWT).

Tabelle 6: Neuropsychologische Diagnostik

Testzeitpunkt	ToL (PR)	Zahlenspanne vor-/rückwärts	RWT (PR) semantisch
t2	0	8/4	0
t3	10	8/6	13

Therapieverlauf am Ende des stationären Aufenthalts. Da DR sich im Sprachverständnis deutlich verbessert hatte, konnte am Ende des stationären Aufenthalts (t3, 8 Monate p.o.) bereits mit einfachen Alltagstexten (Texte aus Printmedien) gearbeitet werden. Daher kamen in dieser Phase auch texttherapeutische Ansätze und Elemente des hierarchischen makrostrukturellen Trainings zum Einsatz (vgl. Kapitel 6.2). Zusammen mit der Therapeutin wurde der wesentliche Informationsgehalt aus Textvorlagen herausgearbeitet und in einem nächsten Schritt in verschiedenen Modalitäten reproduziert. Anschließend stellte die Therapeutin Fragen zur Handlungsabfolge des Textes, die DR nur mit einem Satz beantworten sollte. Wenn sie Schwierigkeiten hatte, die Menge ihrer Äußerungen den Fragen anzupassen, wurde das mit entsprechendem Feedback kommentiert *(Machen Sie es ruhig kurz! Fällt Ihnen ein Schlagwort dazu ein?)*. Um die Äußerungsmenge weiter zu reduzieren, wurden offenen Fragen vermieden. Stattdessen wurde ihre Textreproduktion durch geschlossenen Fragen *(Wer hat ...? Wo hat ...?)* gelenkt. DR nahm in einer späteren Phase auch an Therapien in der Kleingruppe teil, in der Inhalte aus der Einzeltherapie im Gruppensetting erprobt und stabilisiert wurden. Im Fokus standen hier vor allem die Anpassung der Äußerungsmenge und die Aufmerksamkeit für Signale des Sprecherwechsels im Gesprächsverlauf. Die Patientin zeigte gute Leistungsverbesserungen. Auf höherer sprachlicher Ebene im MAKRO-Screening (Büttner, 2014b) konnte sich DR in allen Untertests (je 30 Punkte max.) deutlich verbessern. Am Ende des stationären Aufenthalts zeigten sich im AAT testdiagnostisch keine Symptome einer Aphasie mehr. In der Spontansprache bestand zu diesem Zeitpunkt weiterhin ein gesteigerter verbaler Output (lange komplexe Sätze, teilweise inhaltsleer, floskelhaft), der aber mit Feedback des Gesprächspartners durch die Patientin selbst modifiziert werden kann.

Tabelle 7: MAKRO-Testergebnisse; Gesamtscore < 109, Cut-off-Wert: beeinträchtigt

Testzeitpunkt	Textrezeption	Textproduktion	Prozedurale Sequenzen	Inferenzen	Gesamt (max 120)
t2	18	20	25	24	87
t3	24	29	24	24	101

7.2.5 Fazit

DR konnte ihre Leistungen in Bezug auf ihre Störungswahrnehmung und ihre kommunikativen Handlungen deutlich verbessern. Ihr ängstliches und überangepasstes Verhalten trat bei Ende des Aufenthalts kaum mehr auf. Ihre Krankheitseinsicht nahm zu. Bei einer Alltagserprobung im Rahmen der *In-vivo-Therapie* fiel auf, dass DR einfache Tätigkeiten (z. B. beim Bäcker Brötchen bestellen) bewältigen konnte. Bei komplexen sprachlichen (z. B. Verstehen von offiziellen Dokumenten, expositorischen Texten) und situativen Anforderungen und außerhalb von Routinen (z. B. Entscheidungen unter Zeitdruck, mehrere Gesprächspartner, Umgebungslärm) weiterhin starke Unterstützung durch Vertrauenspersonen benötigte, um Alltagssituationen bewältigen zu können (z. B. gemeinsames Erarbeiten von Formularen, Erinnern an notwendige Handlungsschritte oder an die Kontrolle von Wechselgeld beim Zahlen im Supermarkt). Um die Partizipation im Alltag weiter zu verbessern führte Frau DR daher in einer wohnortnahen Tagklinik die Rehabilitation fort.

8 Literatur

Abel, S. (2007). *Modellgeleitete Aphasietherapie bei lexikalischen Störungen.* Aachen: Shaker.

Abusamra, V., Côté, H., Joanette, Y. & Ferreres, A. (2009). Communication Impairments in Patients with Right Hemisphere Damage. *Life Span and Disability, 7* (1), 67–82.

Achhammer, B., Büttner, J., Sallat, S. & Spreer, M. (2016). *Pragmatische Störungen im Kindes- und Erwachsenenalter.* Stuttgart: Thieme.

Alexander, M., Benson, D. & Stuss, D. (1989). Frontal lobes and language. *Brain and Language, 37* (4), 656–691. http://doi.org/10.1016/0093-934X(89)90118-1

Arbeitsgemeinschaft für Methodik und Dokumentation (AMDP) (Hrsg.). (2000). *Das AMDP-System. Manual zur Dokumentation psychiatrischer Befunde*. Göttingen: Hogrefe.

American Psychiatric Association (APA). (2015). *Diagnostisches und Statistisches Manual Psychischer Störungen – DSM-5* (deutsche Ausgabe herausgegeben von Peter Falkai und Hans-Ulrich Wittchen, mitherausgegeben von Manfred Döpfner, Wolfgang Gaebel, Wolfgang Maier, Winfried Rief, Henning Saß und Michael Zaudig). Göttingen: Hogrefe.

American Speech-Language-Hearing Association (ASHA) (2005). *Roles of Speech-Language Pathologists in the Identification, Diagnosis, and Treatment of Individuals with Cognitive-Communication Disorders: Position Statement*. Verfügbar unter www.asha.org

Angeleri, R., Bosco, F., Gabbatore, I., Bara, B. & Sacco, K. (2012). Assessment battery for communication (ABaCo): normative data. *Behavior research methods, 44* (3), 845–861. http://doi.org/10.3758/s13428-011-0174-9

Ardila, A. (2009). A proposed reinterpretation and reclassification of aphasic syndromes. *Aphasiology, 24* (3), 363–394. http://doi.org/10.1080/02687030802553704

Ardila, A. (2012). The Executive Functions in Language and Communication. In R. K. Peach & L. P. Shapiro (Eds.), *Cognition and acquired language disorders. An information processing approach* (pp. 147–166). St. Louis: Mosby.

Arnold, A., Übensee, H., Barasch, A., Haase, I., Schillikowski, E. & Pfeiffer, G. (2009). *Fragenbogen zum Kommunikationsverhalten von Schlaganfallpatienten (AFKS)*. Verfügbar unter: http://www.aphasie.org/pdfs--de/3-fachpersonen/3.3-frageboegen/steckbrief_5.pdf

Aschenbrenner, I. & Biberthaler, P. (2012). *Das Schädel-Hirn-Trauma. Patienteninformation der DGU.* Deutsche Gesellschaft für Unfallchirurgie. Verfügbar unter http://www.dgu-online.de/en/patienteninformation/haeufige-diagnosen/schwerverletzte/schaedel-hirn-trauma.html

Aschenbrenner, S., Tucha, O. & Lange, K.W. (2000). *Regensburger Wortflüssigkeits-Test (RWT)*. Göttingen: Hogrefe.

Austin, J. L. (1972). *Zur Theorie der Sprechakte. (How to do things with words)*. Stuttgart: Reclam.

Baddeley, A. D. (1986). *Oxford psychology series (Vol. 11): Working memory*. Oxford: Clarendon Press.

Baldo, J. V., Kacinik, N. A., Moncrief, A., Beghin, F. & Dronkers, N. F. (2016). You may now kiss the bride: Interpretation of social situations by individuals with right or left hemisphere injury. *Neuropsychologia, 80,* 133–141. http://doi.org/10.1016/j.neuropsychologia.2015.11.001

Bambini, V. & Bara, B. G. (2016). Neuropragmatics. In J. Verschueren & J.-O. Östman (Eds.), *Handbook of pragmatics* (pp. 1–21). Amsterdam: Benjamins. https://doi.org/10.1075/hop.16.neu2

Basso, A. (2003). *Aphasia and its therapy*. Oxford: University Press.

Bauer, A. & Auer, P. (2008). *Aphasie im familiären Alltag*. Stuttgart: Thieme.

Bauer, A. (2010). Aphasie im Gespräch. In G. Blanken & W. Ziegler (Hrsg.), *Klinische Linguistik und Phonetik. Ein Lehrbuch für die Diagnose und Behandlung von erworbenen Sprach- und Sprechstörungen im Erwachsenenalter. Mentale Sprachverarbeitung 6.* (S. 353–383). Mainz: Hochschulverlag.

Bayer, K. (1977). *Sprechen in Situationen: Aspekte einer Theorie der sprachlichen Interaktion.* Tübingen: Niemeyer.

Beeman, M. (1993). Semantic processing in the right hemisphere may contribute to drawing inferences from discourse. *Brain and Language, 44* (1), 80–120. http://doi.org/10.1006/brln.1993.1006

Ben-Artzi, E., Faust, M. & Moeller, E. (2009). Hemispheric asymmetries in discourse processing: evidence from false memories for lists and texts. *Neuropsychologia, 47* (2), 430–438. http://doi.org/10.1016/j.neuropsychologia.2008.09.021

Benassi, A., Richter, K. & Gödde, V. (2012). *Bielefelder Wortfindungsscreening für leichte Aphasien (BIWOS)*. Hofheim: NAT-Verlag.

Benton, A.L. (1968). Differential behavioral effects in frontal lobe disease. *Neuropsychologia, 6* (1), 53–60. http://doi.org/10.1016/0028-3932(68)90038-9

Benton, E. & Bryan, K. (1996). Right cerebral hemisphere damage: incidence of language problems. *International journal of rehabilitation research, 19* (1), 47–54. http://doi.org/10.1097/00004356-199603000-00005

Birdwhistell, R. (1968). Communication without words. In P. Alexander (Hrsg.), *L'aventure humaine* (S. 157–166). Genf: Kister Verlag.

Birner, B. (2013). *Introduction to pragmatics. Textbooks in Linguistics*. Cichester, UK: Blackwell.

Blömer, F., Pesch, A., Willmes, K., Huber, W., Springer, L. & Abel, S. (2015). Das sprachsystematische Aphasiescreening (SAPS): Konstruktionsigenschaften und erste Evaluierung. *Zeitschrift für Neuropsychologie, 24,* 139–148. http://doi.org/10.1024/1016-264X/a000101

Bongartz, R. (1998). *Kommunikationstherapie mit Aphasikern und Angehörigen: Grundlagen, Methoden, Materialien*. Stuttgart: Thieme.

Bongartz, R. & Pfleiderer, H. (1995). Angehörigenberatung bei Aphasie. *Sprache Stimme Gehör, 19,* 8–16.

Boyle, M. & Coelho, C.A. (1995). Application of semantic feature analysis as a treatment for aphasic dysnomia. *American Journal of Speech-Language Pathology, 4* (4), 94–98. http://doi.org/10.1044/1058-0360.0404.94

Braden, C., Hawley, L., Newman, J., Morey, C., Gerber, D. & Harrison-Felix, C. (2010). Social communication skills group treatment: a feasibility study for persons with traumatic brain injury and comorbid conditions. *Brain injury, 24* (11), 1298–1310. http://doi.org/10.3109/02699052.2010.506859

Brinker, K., Cölfen, H. & Pappert, S. (2014). *Linguistische Textanalyse. Eine Einführung in Grundbegriffe und Methoden*. Berlin: Schmidt Verlag.

Brownell, H., Lundgren, K., Cayer-Meade, C., Milione, J., Katz, D.I. & Kearns, K. (2013). Treatment of metaphor interpretation deficits subsequent to traumatic brain injury. *The Journal of head trauma rehabilitation, 28* (6), 446–452. http://doi.org/10.1097/HTR.0b013e31825b5e85

Büttner, J. (2012). *Gruppentherapie Sprachplanung. Ein Konzept für Patienten mit Exekutivstörungen und Kommunikationsstörungen.* Schön Klinik Bad Aibling und LMU München.

Büttner, J. (2013). Executive Dysfunction and Text Processing Measurement – Insights into Verbal Planning. *Procedia Social and Behavioral Sciences, 94,* 88–89. http://doi.org/10.1016/j.sbspro.2013.09.042

Büttner, J. (2014a). Kognitive Sprach- und Kommunikationsstörungen – Diagnostik und Therapieimplikationen anhand des Screeningverfahrens MAKRO. *Aphasie und verwandte Gebiete, 37,* 3–13.

Büttner, J. (2014b). *MAKRO – Diskurs- und Textscreening. Onlinematerial zum Buch Büttner, J.: „Sprache & Kognition"*. Tübingen: Stauffenburg.

Büttner, J. (2014c). *Sprache und Kognition. Diskurspragmatik und Textverarbeitung bei Exekutivstörungen* (Neurokognition, Bd. 4). Tübingen: Stauffenburg.

Büttner, J. (2016a). Kognitive Kommunikationsstörungen – Aktuelle Ansätze für Diagnostik und Therapie. *Forum Logopädie, 6* (30), 6–15.

Büttner, J. (2016b, Juli). *Evidenzbasierte Therapie pragmatisch-kommunikativer Störungen nach Schädelhirntrauma*. Posterbeitrag zur BKL Tagung in Bamberg. https://doi.org/10.13140/RG.2.1.3858.5206

Büttner, J. (2016c). Neurolinguistic view into narrative processing. In N. Igl & S. Zeman (Eds.), *Perspectives on narrativity and narrative perspectivization* (Linguistic Approaches to Literature, Vol. 21, pp. 63–88). Amsterdam: John Benjamins Publishing Company. https://doi.org/10.1075/lal.21.04but

Büttner, J. (2017a). Mit Sprache handeln. Neuropragmatik im Spiegel der Pragmatiktheorie. In S. Zeman, M. Werner & B. Meisnitzer (Hrsg.), *Im Spiegel der Grammatik. Beiträge zur Theorie sprachlicher Kategorisierung* (Linguistik, Bd. 95, S. 157–179). Tübingen: Stauffenburg.

Büttner, J. (2017b). Neuropragmatik – Taxonomie von Kommunikationsstörungen und Diagnostik bei SHT. *Aphasie und verwandte Gebiete, 1/2017*, 31–45.

Büttner, J. (2018a). Diagnose und Therapie von Aphasien im kommunikativen Kontext. In M. Grohnfeldt (Hrsg.), *Kompendium der akademischen Sprachtherapie und Logopädie* (Bd. 4) (S. 63–79). München: Kohlhammer.

Büttner, J. (2018b). *MAKRO-Sceening zur Verarbeitung der Makrostruktur von Texten bei neurologischen Patienten*. Hofheim: NAT-Verlag.

Büttner, J., Klingenberg, G. & Schmidt, K. (2016). *Deutsche Übersetzung des La Trobe Communication Questionnaire*. Bad Aibling: Universität München.

Buzan, T. & Buzan, B. (2013). *Das Mind-Map-Buch. Die beste Methode zur Steigerung Ihres geistigen Potenzials*. München: mvg.

Cannizziaro, M. S. & Coelho, C. A. (2002). Treatment of story grammar following traumatic brain injury: a pilot study. *Brain injury, 16* (12), 1065–1073. http://doi.org/10.1080/02699050210155230

Caplan, D. (1992). *Language: Structure, Processing and Disorders*. Cambridge, MA: MIT Press.

Car, T. H. & Hinckley, J. J. (2012). Attention: Architecture and process. In R. K. Peach & L. P. Shapiro (Eds.), *Cognition and acquired language disorders. An information processing approach* (pp. 61–93.). St. Louis: Mosby.

Champagne-Lavau, M. (2015). Cognitive processes underlying pragmatic impairments after a right-hemisphere lesion. In C. Artésano, M. Jucla & J.-L. Nespoulous (Eds.), *Neuropsycholinguistic perspectives on language cognition. Essays in honour of Jean-Luc Nespoulous*. London: Psychology Press.

Cheang, H. S. & Pell, M. D. (2006). A Study of Humour and Communicative Intention Following Right Hemisphere Stroke. *Journal of Clinical Linguistics and Phonetics, 20* (6), 447–462. http://doi.org/10.1080/02699200500135684

Cicerone, K. D., Langenbahn, D. M., Braden, C., Malec, J. F., Kalmar, K., Fraas, M. et al. (2011). Evidence-based cognitive rehabilitation: updated review of the literature from 2003 through 2008. *Archives of physical medicine and rehabilitation, 92* (4), 519–530. http://doi.org/10.1016/j.apmr.2010.11.015

Claros-Salinas, D. (1993). *Texte verstehen. Materialien für Diagnostik und Therapie*. Dortmund: Borgmann.

Coelho, C. A., Liles, B. Z. & Duffy, R. J. (1995). Impairments of Discourse Abilities and Executive Functions in Traumatically Brain-Injured Adults. *Brain injury, 9* (5), 471–477. http://doi.org/10.3109/02699059509008206

Crosson, B. (1999). Subcortical mechanisms in language: lexical-semantic mechanisms and the thalamus. *Brain and cognition, 40* (2), 414–438. http://doi.org/10.1006/brcg.1999.1088

Crosson, B. & Cohen, M. L. (2012). Language and Communication Disorders associated with attentional deficits. In R. K. Peach & L. P. Shapiro (Eds.), *Cognition and acquired language disorders. An information processing approach* (pp. 167–201). St. Louis: Mosby.
Crosson, B. (2013). Thalamic mechanisms in language: a reconsideration based on recent findings and concepts. *Brain and Language, 126* (1), 73–88. http://doi.org/10.1016/j.bandl.2012.06.011
Cummings, J. L. (1993). Frontal-subcortical circuits and human behavior. *Archives of Neurology, 50* (8), 873–880. http://doi.org/10.1001/archneur.1993.00540080076020
Cummings, L. (2014). *Pragmatic Disorders* (Vol. 3). Dordrecht: Springer Netherlands. http://doi.org/10.1007/978-94-007-7954-9
D'Zurilla, T. J. & Goldfried, M. R. (1971). Problem solving and Behavior modification. *Journal of Abnormal Psychology, 78,* 107–126. http://doi.org/10.1037/h0031360
Dahlberg, C. A., Cusick, C. P., Hawley, L. A., Newman, J. K., Morey, C. E., Harrison-Felix, C. L. et al. (2007). Treatment efficacy of social communication skills training after traumatic brain injury: a randomized treatment and deferred treatment controlled trial. *Archives of physical medicine and rehabilitation, 88* (12), 1561–1573. http://doi.org/10.1016/j.apmr.2007.07.033
Davis, A. G. (2012). The Cognition of Language and Communication. In R. K. Peach & L. P. Shapiro (Eds.), *Cognition and acquired language disorders. An information processing approach* (pp. 1–12). St. Louis: Mosby.
De Beaugrande, R. A. & Dressler, W. U. (1981). *Einführung in die Textlinguistik.* Tübingen: Niemeyer. http://doi.org/10.1515/9783111349305
De Bleser, R. (2000). Störungen der Schriftsprache. In W. Sturm, M. Herrmann & C.-W. Wallesch (Hrsg.), *Lehrbuch der Klinischen Neuropsychologie.* (S. 512–520). Lisse, NL: Swets & Zeitlinger.
De Bleser, R. (2010). Theoretische Grundlagen der Kognitiven Neurolinguistik. In G. Blanken & W. Ziegler (Hrsg.), *Klinische Linguistik und Phonetik* (S. 11–34). Aachen: Hochschulverlag.
De Bleser, R., Cholewa, J., Stadie, N. & Tabatabai, S. (2004). *LEMO – Lexikon modellorientiert.* München: Urban & Fischer.
Diaz, M. T. & Hogstrom, L. J. (2011). The influence of context on hemispheric recruitment during metaphor processing. *Journal of cognitive neuroscience, 23* (11), 3586–3597. http://doi.org/10.1162/jocn_a_00053
DIMDI. (2010). *Internationale Klassifikation der Funktionsfähigkeit (ICF), Behinderung und Gesundheit.* Verfügbar unter: www.dimdi.de/dynamic/de/klassi/downloadcenter/icf/endfassung/icf_endfassung-2005-10-01.pdf
Dixon, M. R., Guerco, J., Falcomata, T., Horner, M. J., Root, S., Newell, C. et al. (2004). Exploring the utility of functional analysis methodology to assess and treat problematic verbal behavior in persons with acquired brain injury. *Behavioral Interventions, 19* (2), 91–102. http://doi.org/10.1002/bin.155
Donker-Cools, B., Daams, J. G., Wind, H. & Frings-Dresen, M. H. W. (2016). Effective return-to-work interventions after acquired brain injury: A systematic review. *Brain injury, 30* (2), 113–131. http://doi.org/10.3109/02699052.2015.1090014
Douglas, J. M. (2010). Relation of Executive Functioning to Pragmatic Outcome Following Severe Traumatic Brain Injury. *Journal of Speech Language and Hearing Research, 53* (2), 365–382. http://doi.org/10.1044/1092-4388(2009/08-0205)
Douglas, J. M., Bracy, C. A. & Snow, P. C. (2007a). Exploring the factor structure of the La Trobe Communication Questionnaire: Insights into the nature of communication defi-

cits following traumatic brain injury. *Aphasiology, 21* (12), 1181–1194. http://doi.org/10.1080/02687030600980950
Douglas, J.M., Bracy, C.A. & Snow, P.C. (2007b). Measuring perceived communicative ability after traumatic brain injury: reliability and validity of the La Trobe Communication Questionnaire. *The Journal of head trauma rehabilitation, 22* (1), 31–38. http://doi.org/10.1097/00001199-200701000-00004
Drechsler, R. (2000). Interdisziplinäre Zusammenarbeit. In W. Sturm, M. Herrmann & C.-W. Wallesch (Hrsg.), *Lehrbuch der Klinischen Neuropsychologie* (S. 713–723.). Lisse, NL: Swets & Zeitlinger.
Drechsler, R. (1997). *Sprachstörungen nach Schädelhirntrauma. Diskursanalytische Untersuchungen aus textlinguistischer und neuropsychologischer Sicht*. Tübingen: Narr.
Duncan, S. & Fiske, D.W. (1977). *Face-to-face interaction. Research, methods, and theory*. Hillsdale, NJ: Erlbaum.
Ehlhardt, L.A., Sohlberg, M., Glang, A. & Albin, R. (2005). TEACH-M: A pilot study evaluating an instructional sequence for persons with impaired memory and executive functions. *Brain injury, 19* (8), 569–583. http://doi.org/10.1080/02699050400013550
Ehrhard, C. & Heringer, H. (2011). *Pragmatik*. Paderborn: Fink.
Ekman, P. & Friesen, W.V. (1969). The repertoire of nonverbal behavior: Categories, origins, usage and coding. *Semiotica, 1*, 49–99. http://doi.org/10.1515/semi.1969.1.1.49
Ellis, C. & Peach, R.K. (2009). Sentence planning following traumatic brain injury. *NeuroRehabilitation, 24* (3), 255–266. https://doi.org/10.3233/NRE-2009-0476
Ferré, P., Ska, B., Lajoie, C., Bleau, A. & Joanette, Y. (2011). Clinical Focus on Prosodic, Discursive and Pragmatic Treatment for Right Hemisphere Damaged Adults: What's Right? *Rehabilitation Research and Practice (online first)*. https://doi.org/10.1155/2011/131820
Ferstl, E., Guthke, T. & von Cramon, D.Y. (1999). Change of Perspective in Discourse Comprehension: Encoding & Retrieval Processes After Brain Injury. *Brain and Language, 70* (3), 385–420. http://doi.org/10.1006/brln.1999.2151
Ferstl, E.C. & Kintsch, W. (1999). Learning from text: Structural knowledge assessment in the study of discourse comprehension. In H. Oosttendorp & S. Goldmann (Eds.), *The construction of mental models during reading* (pp. 247–277). Mahwah, NJ: Lawrence Erlbaum.
Ferstl, E.C., Neumann, J., Bogler, C. & Cramon, D.Y. von (2008). The extended language network: a meta-analysis of neuroimaging studies on text comprehension. *Human brain mapping, 29* (5), 581–593. http://doi.org/10.1002/hbm.20422 https://doi.org/10.1002/hbm.20422
Ferstl, E.C. & Cramon, D.Y. von (2002). What Does the Frontomedian Cortex Contribute to Language Processing: Coherence or Theory of Mind? *NeuroImage, 17* (3), 1599–1612. http://doi.org/10.1006/nimg.2002.1247
Ferstl, E.C., Walther, K., Guthke, T. & Cramon, D.Y. von (2005). Assessment of Story Comprehension Deficits After Brain Damage. *Journal of Clinical and Experimental Neuropsychology, 27* (4), 367–384. http://doi.org/10.1080/13803390490515784
Ferstl, E.C. & Spurr, K. (2010). Warum ist das witzig? Verständnis und Produktion von Ironie nach Hirnschädigung. *Aphasie und verwandte Gebiete, 3*, 6–23.
Ferstl, E.C. & Cramon, D.Y. von (2005). Sprachverstehen im Kontext: Bildgebende Studien zu Kohärenz und Pragmatik. *Sprache Stimme Gehör, 29* (3). http://doi.org/10.1055/s-2005-873120
Finch, E. & Copland, D.A. (2014). Language outcomes following neurosurgery for brain tumours: a systematic review. *NeuroRehabilitation, 34* (3), 499–514. https://doi.org/10.3233/NRE-141053

Förstl, H. (2007). Theory of Mind: Anfänge und Ausläufer. In H. Förstl (Hrsg.), *Theory of Mind. Neurobiologie und Psychologie sozialen Verhaltens.* Heidelberg: Springer Medizin.

Frattali, C. (1995). *Functional assessment of communication skills for adults. ASHA FACS.* Rockville, MD: ASHA.

Frattali, C., Hanna, R., McGinty, A.S., Gerber, L., Wesley, R., Grafman, J. et al. (2007). Effect of prefrontal cortex damage on resolving lexical ambiguity in text. *Brain and Language, 102* (1), 99–113. http://doi.org/10.1016/j.bandl.2006.09.007 https://doi.org/10.1016/j.bandl.2006.09.007

Freudenberg, M., Hohnekamp, A., Mende, M. & Zückner, H. (1997). *Etwas vom Kurs abgekommen: Zur Behandlung von Textstörungen bei Aphasie.* Idstein: Schulz-Kirchner.

Fridrikson, J., Nettles, C., Davis, M., Morrow, L. & Montgomery, A. (2006). Functional communication in executive function in aphasia. *Clinical Linguistics & Phonetics, 20* (2), 401–410. http://doi.org/10.1080/02699200500075781

Friederici, A. (2003). Neurobiologische Grundlagen der Sprache. In H.-O. Karnath & P. Thier (Hrsg.), *Neuropsychologie* (S. 367–378). Berlin: Springer.

Fries, W., Reuther, P. & Lössl, H. (Hrsg.). (2007). *Teilhaben! Neue Konzepte der NeuroRehabilitation für eine erfolgreiche Rückkehr in Alltag und Beruf.* Stuttgart: Thieme.

Frith, M., Togher, L., Ferguson, A., Levick, W. & Docking, K. (2014). Assessment practices of speech-language pathologists for cognitive communication disorders following traumatic brain injury in adults: an international survey. *Brain injury, 28* (13–14), 1657–1666. http://doi.org/10.3109/02699052.2014.947619

Gabbatore, I., Sacco, K., Angeleri, R., Zettin, M., Bara, B.G. & Bosco, F.M. (2015). Cognitive Pragmatic Treatment: A Rehabilitative Program for Traumatic Brain Injury Individuals. *The Journal of head trauma rehabilitation, 30* (5), 14–28. http://doi.org/10.1097/HTR.0000000000000087

Garrelfs, S.F., Donker-Cools, B., Wind, H. & Frings-Dresen, M.H.W. (2015). Return-to-work in patients with acquired brain injury and psychiatric disorders as a comorbidity: A systematic review. *Brain injury, 29* (5), 550–557. http://doi.org/10.3109/02699052.2014.995227

Gauggel, S. & Konrad, K. (1997). Amnesie und Anosognosie. In S. Gauggel & G. Kerkhoff (Hrsg.), *Fallbuch der Klinischen Neuropsychologie* (S. 108–119). Göttingen: Hogrefe.

Giles, G.M., Fussey, I. & Burgess, P. (1988). The behavioral treatment of verbal interaction skills following severe head injury: a single case study. *Brain injury, 2* (1), 75–79. http://doi.org/10.3109/02699058809150933

Glindemann, R. (1987). *Zusammensprechen in Gesprächen. Aspekte einer konsonanztheoretischen Pragmatik.* Tübingen: Niemeyer. http://doi.org/10.1515/9783111597973

Glindemann, R. (1990). Welche Probleme haben Aphasiker beim Turn-Taking? In R. Mellies, F. Ostermann & A. Winnecken (Hrsg.), *Beiträge zur interdisziplinären Aphasieforschung. Arbeiten zum Workshop Klinische Linguistik* II (S. 1–30). Tübingen: Narr.

Glindemann, R. (1995). Pragmatische Ansätze in Diagnostik und Therapie zentraler Sprachstörungen. *Sprache Stimme Gehör, 19,* 17–23.

Glindemann, R. (2001). Kommunikation und Kooperation – theoretische Argumente für eine Begriffsbestimmung. *Pflegeimpuls, 5,* 103–107.

Glindemann, R. (2006). Therapie der Aphasien und nicht-aphasisch zentralen Kommunikationsstörungen. In G. Böhme (Hrsg.), *Sprach-, Sprech-, Stimm- und Schluckstörungen. Therapie* (Bd. 2, 4. Aufl., S. 351–380). München: Urban & Fischer.

Glindemann, R. (2009). Wenn sich Themen unkontrolliert entwickeln. Kognitiv-neurolinguistische Überlegungen zu weitschweifigen Äußerungen. *Neurolinguistik, 21,* 59–99.

Glindemann, R., Klintwort, D., Ziegler, W. & Goldenberg, G. (2002). *Bogenhausener Semantik-Untersuchung (BOSU)*. München: Urban & Fischer.
Glindemann, R. & Mebus, M. (1997). Wernicke Aphasie. In S. Gauggel & G. Kerkhoff (Hrsg.), *Fallbuch der Klinischen Neuropsychologie* (S. 138–152). Göttingen: Hogrefe.
Glindemann, R., Pössl, J., Ziegler, W. & Goldenberg, G. (2004). Erfahrungen mit individuellen Therapiezielen bei Patienten mit Aphasie. *Sprachheilarbeit, 49* (6), 298–303.
Glindemann, R., Ziegler, W. & Kilian, B. (2002). Aphasie und Kommunikation. In G. Goldenberg, J. Pössl & W. Ziegler (Hrsg.), *Neuropsychologie im Alltag* (S. 78–97). Stuttgart: Thieme.
Glindemann, R. & von Cramon, Y. D. (1995). Kommunikationsstörungen bei Patienten mit Frontalhirnläsionen. *Sprache Stimme Gehör, 19,* 1–7.
Glindemann, R. & Ziegler, W. (2017). Kommunikativ-pragmatisches Screening (KOPS). Ein Untersuchungsinstrument für Patienten mit Aphasie. *Sprache Stimme Gehör, 41,* 102–107. http://doi.org/10.1055/s-0042-115257
Glindemann, R., Zeller, C. & Ziegler, W. (2018). *Kommunikativ-pragmatisches Screening* für Patienten mit Aphasie. Hofheim: NAT-Verlag.
Glindemann, R. & Ziegler, W. (in Vorb.) Kommunikativ-pragmatische Therapie. In T. Grewe, A. Baumgärtner, S. Abel, R. Glindemann, F. Dohmas, F. Regenbrecht et al. (Hrsg.), *Evidenzbasierte sprachsystematische und kommunikativ-pragmatische Therapie (ESKOPA-TM)*. Göttingen: Hogrefe.
Goodglas, H. & Kaplan, E. (1983). *Boston Diagnostic Aphasia Examination*. Philadelphia: Lea & Felbinger.
Goffman, E. (1976). Replies and responses. *Language and Society, 5,* 257–323. http://doi.org/10.1017/S0047404500007156
Goffman, E. (1982). *Das Individuum im öffentlichen Austausch. Mikrostudien zur öffentlichen Ordnung*. Frankfurt a. M.: Suhrkamp.
Goldenberg, G., Hartmann, K. & Schlott, I. (2003). Defective pantomime of object use in left brain damage: apraxia or asymbolia? *Neuropsychologia, 41,* 1565–1573. http://doi.org/10.1016/S0028-3932(03)00120-9
Goldenberg, G., Pössl, J. & Ziegler, W. (2002). Der Alltag als Richtschnur für Diagnostik und Therapie. In G. Goldenberg, J. Pössl & W. Ziegler (Hrsg.), *Neuropsychologie im Alltag* (S. 1–11). Stuttgart: Thieme.
Goldenberg, G. (2017). *Neuropsychologie. Grundlagen, Klinik, Rehabilitation* (5. Aufl.). München: Elsevier.
Goodwin, C. (2003). Conversational Frameworks for the Accomplishment of Meaning in Aphasia. In C. Goodwin (Eds.), *Conversation and Brain Damage* (pp. 90–116). Oxford: University Press.
Gorno-Tempini, M. L., Hillis, A. E., Weintraub, S., Kertesz, A., Mendez, M., Cappa, S. F. et al. (2011). Classification of primary progressive aphasia and its variants. *Neurology, 76* (11), 1006–1014. http://doi.org/10.1212/WNL.0b013e31821103e6
Götze, R. & Höfer, B. (Hrsg.). (1999). *Alltagsorientierte Therapie bei Patienten nach erworbener Hirnschädigung. Eine Aufgabe für das gesamte Reha-Team*. Stuttgart: Thieme.
Grice, H. P. (1975). Logic and Conversation. In P. Cole & J. L. Morgan (Eds.), *Speech acts (Syntax and semantics)* (pp. 41–58). New York: Academic Press.
Grindi, G., Carlesso Pagliarin, K., Schwengber Casarin, F., Branco, L. D, Ferre, P., Joanette, Y. et al. (2014). Rehabilitation of discourse impairments after acquired brain injury. *Dementia e Neuropsychologia, 8* (1), 58–65. http://doi.org/10.1590/S1980-57642014DN81000009

Grönke, C. & Mebus, M. (Hrsg.). (2011). *AphasiePartizipationsTraining: ICF-basierte Übungen für pragmatisch-kommunikative Alltagsfertigkeiten.* Idstein: Schulz-Kirchner.

Grötzbach, H. (2004). Zielsetzung in der Aphasietherapie. *Forum Logopädie, 18* (12), 12–16.

Grötzbach, H. & Yven, C. (2009). Einführung in die ICF. In H. Grötzbach & C. Iven (Hrsg.), *ICF in der Sprachtherapie. Umsetzung und Anwendung in der logopädischen Praxis* (S. 9–22). Idstein: Schulz-Kirchner.

Guell, X., Hoche, F. & Schmahmann, J. D. (2015). Metalinguistic deficits in patients with cerebellar dysfunction: empirical support for the dysmetria of thought theory. *Cerebellum, 14* (1), 50–58. http://doi.org/10.1007/s12311-014-0630-z

Guranski, K. & Podemski, R. (2015). Emotional prosody expression in acoustic analysis in patients with right hemisphere ischemic stroke. *Neurologia i neurochirurgia polska, 49* (2), 113–120. http://doi.org/10.1016/j.pjnns.2015.03.004

Hawley, L. & Newman, J. (2010). Group interactive structured treatment (GIST): a social competence intervention for individuals with brain injury. *Brain injury, 24* (11), 1292–1297. http://doi.org/10.3109/02699052.2010.506866

Heath, R. L. & Blonder, L. X. (2005). Spontaneous Humor among Right-Hemisphere Stroke Survivors. *Brain & Language, 93* (3), 267–276. http://doi.org/10.1016/j.bandl.2004.10.006

Heaton, R. K., Grant, D. A. & Berg, E. A. (1993). *Wisconsin card sorting test manual.* Odessa, FL.: Psychological Assessment Resources.

Heidler, M.-D. (2006). *Kognitive Dysphasien. Differenzialdiagnostik aphasischer und nicht-aphasischer zentraler Sprachstörungen sowie therapeutische Konsequenzen.* Frankfurt a. M.: Lang. http://doi.org/10.3726/978-3-653-04737-0

Heinemann, W. & Viehweger, D. (1991). *Textlinguistik.* Tübingen: Niemeyer Verlag. http://doi.org/10.1515/9783111376387

Helm-Estabrooks, N. (2001). *Cognitive linguistic quick test (CLQT).* San Antonio, TX: Pearson.

Henne, H. & Rehbock, H. (2001). *Einführung in die Gesprächsanalyse.* Berlin: de Gruyter. http://doi.org/10.1515/9783110906189

Henry, J. D. & Crawford, J. R. (2004). A meta-analytic review of verbal fluency performance in patients with traumatic brain injury. *Neuropsychology, 18* (4), 621–628. http://doi.org/10.1037/0894-4105.18.2.284

Hermann, T. (1982). *Sprechen und Situation. Eine psychologische Konzeption zur situationsspezifischen Sprachproduktion.* Berlin: Springer.

Hindelang, G. (2010). *Einführung in die Sprechakttheorie. Sprechakte, Äußerungsformen, Sprechaktsequenzen (Bd. 27).* Berlin: de Gruyter. http://doi.org/10.1515/9783110231489

Hinsch, R. & Pfingsten, U. (2002). *Gruppentraining sozialer Kompetenz GSK: Grundlagen, Durchführung, Anwendungsbeispiele.* Weinheim: Beltz.

Hogrefe, K., Glindemann, R., Ziegler, W. & Goldenberg, G. (in Vorb.) *Nonverbaler Semantiktest (NVST).* Göttingen: Hogrefe.

Hogrefe, K. & Goldenberg, G. (2010). Aphasie und Gestik. In G. Blanken & W. Ziegler (Hrsg.), *Klinische Linguistik und Phonetik. Ein Lehrbuch für die Diagnose und Behandlung von erworbenen Sprach- und Sprechstörungen im Erwachsenenalter* (Bd. 6, S. 411–433). Aachen: Hochschulverlag.

Holland, A. (1982). Observing functional communication of aphasic adults. *Journal of Speech and Hearing Research, 47,* 50–56.

Holland, A. (1991). Pragmatic aspects of intervention in aphasia. *Journal of Neurolinguistics, 6,* 197–211. http://doi.org/10.1016/0911-6044(91)90007-6

Holland, A. & Forbes, M. M. (Eds.). (1993). *Aphasia Therapy. World Perspectives*. San Diego, CA: Singular Publishing Group.
Huber, W. (1991). Ansätze der Aphasietherapie. *Neurolinguistik, 5* (2), 71–92.
Huber, W., Poeck, K., Weniger, D. & Willmes, K. (1983). *Aachener Aphasie Test (AAT)*. Göttingen: Hogrefe.
Huber, W. & Ziegler, W. (2000). Störungen von Sprache und Sprechen. In W. Sturm, M. Herrmann & C.-W. Wallesch (Hrsg.), *Lehrbuch der Klinischen Neuropsychologie* (S. 462–511). Lisse, NL: Swets & Zeitlinger.
Janich, N. (Hrsg.). (2008). *Textlinguistik: 15 Einführungen*. Tübingen: Narr.
Joanette, Y. & Ansaldo, A. I. (1999). Clinical note: acquired pragmatic impairments and aphasia. *Brain and Language, 68* (3), 529–534. http://doi.org/10.1006/brln.1999.2126
Joanette, Y., Goulet, P. & Daoust, H. (1991). Incidence et profils des troubles de la communication verbale chez les cérébrolésés droits. *Revue de Neuropsychologie, 1* (1), 3–27.
Joanette, Y., Goulet, P. & Le Dorze, G. (1988). Impaired word naming in right-brain-damaged right-handers: error types and time-course analyses. *Brain and Language, 34* (1), 54–64. http://doi.org/10.1016/0093-934X(88)90124-1
Kaczmarek, B. L. (1984). Neurolinguistic analysis of verbal utterances in patients with focal lesions of the frontal lobes. *Brain & Language, 21*, 52–58. http://doi.org/10.1016/0093-934X(84)90035-X
Kalbe, E., Reinhold, N., Ender, U. & Kessler, J. (2010). *Aphasie-Check-Liste*. Köln: ProLog.
Karnath, H.-O. & Wallesch, C.-W. (1992). Inflexibility of mental planning: a characteristic disorder with prefrontal lobe lesions? *Neuropsychologia, 30*, 1011–1016. http://doi.org/10.1016/0028-3932(92)90052-N
Karnath, H.-O. (2003). Anosognosie. In H.-O. Karnath & P. Thier (Hrsg.), *Neuropsychologie* (S. 601–613). Berlin: Springer.
Karnath, H.-O. & Kammer, T. (2003). Manifestationen von Frontalhirnschädigungen. In H.-O. Karnath & P. Thier (Hrsg.), *Neuropsychologie* (S. 515–528.). Berlin: Springer.
Kendon, A. (1994). Do gestures communicate? A review. *Research on Language and Social Interacion, 27*, 175–200. http://doi.org/10.1207/s15327973rlsi2703_2
Kerkhoff, G. (2006). Störungen der visuellen Raumorientierung. In H.-O. Karnath & P. Thier (Hrsg.), *Neuropsychologie* (S. 177–184). Berlin: Springer.
Kerkhoff, G., Neumann, G. & Neu, J. (2008). *Ratgeber Neglect. Leben in einer halbierten Welt*. Göttingen: Hogrefe.
Kintsch, W. (1988). The role of knowledge in discourse comprehension: A construction-integration model. *Psychological Review, 95*, 163–183. http://doi.org/10.1037/0033-295X.95.2.163
Kiran, S. & Sanberg, C. (2012). Treating Communication Problems in Individuals with Disorderd Language. In R. K. Peach & L. P. Shapiro (Eds.), *Cognition and acquired language disorders. An information processing approach* (pp. 298–322.). St. Louis: Mosby.
Kiresuk, T. J. & Sherman, R. E. (1968). Goal attainment scaling: A general method for evaluating comprehensive community mental health programs. *Community mental health journal, 4* (6), 443–453. http://doi.org/10.1007/BF01530764
Kirsch, N. L., Shenton, M., Spirl, E., Simpson, R., LoPresti, E. & Schreckenghost, D. (2004). An assistive-technology intervention for verbose speech after traumatic brain injury: a single case study. *Journal of Head Trauma Rehabilitation, 19* (5), 366–377. http://doi.org/10.1097/00001199-200409000-00002
Klingenberg, G. (1997). *Das Verarbeiten von Texten bei Aphasie. Untersuchungen zur modalitätsspezifischen Verarbeitung narrativer Texte* (Bd. 4). Freiburg: Hochschul Verlag.

Krauss, R.M., Chen, Y. & Gottesman, R.F. (2000). Lexical gestures and lexical access: a process model. In D. McNeill (Ed.), *Language and Gesture* (pp. 261–283). Cambridge: University Press. https://doi.org/10.1017/CBO9780511620850.017

Kujala, P., Portin, R. & Ruutiainen, J. (1996). Language functions in incipient cognitive decline in multiple sclerosis. *Journal of the neurological sciences, 141* (1–2), 79–86. http://doi.org/10.1016/0022-510X(96)00146-3

Lackner, J.R. & Shattuck-Hufnagel, S.R. (1982). Alterations in speech shadowing ability after cerebral injury in man. *Neuropsychologia, 20* (6), 709–714. http://doi.org/10.1016/0028-3932(82)90072-0

Lê, K., Coelho, C., Mozeiko, J. Krueger, F. & Grafman, J. (2012). Predicting Story Goodness Performance from Cognitive Measure Following Traumatic Brain Injury. *American Journal of Speech & Language Pathology, 21,* 115–125. http://doi.org/10.1044/1058-0360 (2012/11-0114)

Lehman-Blake, M., Duffy, R., Myers, P.S. & Tompkins, C.A. (2002). Prevalence and Patterns of Right Hemisphere Cognitive Communicative Deficits: Retrospective Data from an Inpatient Rehabilitation Unit. *Aphasiology, 16,* 537–547. http://doi.org/10.1080/02687030244000194

Lehman-Blake, M., Duffy, R., Tompkins, C. & Myers, P. (2003). Right Hemisphere Syndrome is in the Eye of the Beholder. *Aphasiology, 17* (5), 423–432. http://doi.org/10.1080/02687030344000120

Linscott, R.J., Knight, R.G. & Godfrey, H.P. (1996). The Profile of Functional Impairment in Communication (PFIC): a measure of communication impairment for clinical use. *Brain injury, 10* (6), 397–412. http://doi.org/10.1080/026990596124269

Luhmann, N. (1976). Sinn als Grundbegriff der Soziologie. In J. Habermas & N. Luhmann (Hrsg.), *Theorie der Gesellschaft oder Sozialtechnologie* (S. 25–101). Frankfurt a.M.: Suhrkamp.

X Lundgren, K., Brownell, H., Cayer-Meade, C., Milione, J. & Kearns, K. (2011). Treating metaphor interpretation deficits subsequent to right hemisphere brain damage: Preliminary results. *Aphasiology, 25* (4), 456–474. http://doi.org/10.1080/02687038.2010.500809

Lurija, A.R. (1947, 2001). *Traumatic aphasia. Its syndromes, psychology and treatment* (Vol. 5). Berlin: de Gruyter.

Lurija, A.R. & Tsvetkova, L.S. (1968). The Mechanism of ‚Dynamic Aphasia'. *Foundations of Language, 3,* 296–307.

Lurija, A.R. & Métraux, A. (2001). *Das Gehirn in Aktion. Einführung in die Neuropsychologie* (6. Aufl.). Reinbek: Rowohlt.

Mackenzie, C. & Brady, M. (2008). Communication difficulties following right-hemisphere stroke. Applying evidence to clinical management. *Evidence-Based Communication Assessment and Intervention, 2* (4), 235–247. http://doi.org/10.1080/17489530802615336

Mannheim, L.M., Halper, A. & Chemney, L. (2009). Patient-reported changes in communication after computer-based script training for aphasia. *Archives of physical medicine and rehabilitation, 90,* 623–627. http://doi.org/10.1016/j.apmr.2008.10.022

Masoud, V. (2007). *Aktionstherapiebox Rollenspiele für die Sprachtherapie.* Köln: Prolog.

Masoud, V. (Hrsg.). (2009). *Gruppentherapie für neurologische Sprachstörungen,* Stuttgart: Thieme.

Matthes-von Cramon, G. & von Cramon, D.Y. (1995). Kognitive Rehabilitation. *Zeitschrift für Neuropsychologie, 6* (2), 116–127.

Matthes-von Cramon, G. & von Cramon, D.Y. (2000). Störungen exekutiver Funktionen. In W. Sturm, M. Herrmann & C.-W. Wallesch (Hrsg.), *Lehrbuch der Klinischen Neuropsychologie.* (S. 392–410). Lisse, NL: Swets & Zeitlinger.

Mattson, A. & Levin, H. (1990). Frontal Lobe Dysfunctions following Closed Head Injury. *Journal of Nervous and Mental Disease, 178* (5), 282–291. http://doi.org/10.1097/00005053-199005000-00002

McDonald, S. (1993). Viewing the Brain Sideways? Frontal versus Right Hemisphere Explanations of Nonaphasic Language Disorder. *Aphasiology, 7,* 535–549. http://doi.org/10.1080/02687039308248629

McDonald, S. (2008). Frontal Lobes and Language. In B. Stemmer & H. A. Whitaker (Eds.), *Handbook of the neuroscience of language* (pp. 289–297). London: Academic/Elsevier.

McDonald, S., Flanagan, S. & Rollins, J. (2002). *The awareness of social inference test.* London: Pearson Assessment.

McGlynn, S. M. & Schacter, D. L. (1989). Unawarness of deficits in neuropsychological syndromes. *Journal of Clinical and Experimental Neuropsychology, 11,* 143–205. http://doi.org/10.1080/01688638908400882

McNeil, D. (1992). *Hand and Mind. What Gestures Reveal about Thoughts.* Chicago: The University of Chicago Press.

Meibauer, J. (2008). *Pragmatik.* Tübingen: Stauffenburg.

Mentis, M. & Prutting, C. (1987). Cohesion in discourse of normal and head-injured adults. *Journal of Speech and Hearing Research, 30,* 88–98. http://doi.org/10.1044/jshr.3001.88

Merten, K. (1977). *Kommunikation. Eine Begriffs- und Prozessanalyse.* Opladen: VS Verlag.

Middleton, E. L. & Schwartz, M. F. (2012). Errorless learning in cognitive rehabilitation: a critical review. *Neuropsychological rehabilitation, 22* (2), 138–168. http://doi.org/10.1080/09602011.2011.639619

Miller, G. A., Galanter, E. & Primbam, K. H. (1960). *Plans in the Structure of behavior.* New York: Holt, Rinehard & Winston.

Mitchell, R. L. C., Vidaki, K. & Lavidor, M. (2016). The role of left and right dorsolateral prefrontal cortex in semantic processing: A transcranial direct current stimulation study. *Neuropsychologia, 91,* 480–489. http://doi.org/10.1016/j.neuropsychologia.2016.08.019

Morris, C. (1975). *Grundlagen der Zeichentheorie und Ästhetik der Zeichentheorie.* München: Hanser.

Müller, S. V. (2010). Evidenzbasierte Verfahren in der Rehabilitation exekutiver Störungen. *Neurologische Rehabilitation, 16* (23), 75–81.

Müller, S. V. (2013). *Störungen der Exekutivfunktionen.* Göttingen: Hogrefe Verlag.

Murdoch, B. E. (2010). The cerebellum and language: historical perspective and review. *Cortex, 46* (7), 858–868. http://doi.org/10.1016/j.cortex.2009.07.018

Myers, P. S. (2001). Toward a definition of RHD syndrome. *Aphasiology, 15* (10–11), 913–918. http://doi.org/10.1080/02687040143000285 X

Neubert, C., Rüffer, N. & Zeh-Hau, M. (1999). *Kontext. Fachwerk oder Mainhattan?* Hofheim: NAT-Verlag.

Neubert, C., Rüffer, N. & Zeh-Hau, M. (2010). *Gib mir fünf! Texte zur neurologischen Rehabilitation.* Hofheim: NAT-Verlag.

Neubert, C., Rüffer, N. & Zeh-Hau, M. (2015). *Menschen. Lebensgeschichten für die Einzel- und Gruppentherapie.* Hofheim: NAT-Verlag.

Oddy, M., Coughlan, T., Tyerman, A. & Jenkins, D. (1985). Social adjustment after closed head injury: a further follow-up seven years after injury. *Journal of Neurology, Neurosurgery, and Psychiatry, 48,* 654–568. http://doi.org/10.1136/jnnp.48.6.564

Oder, W. & Wurzer, W. (2006). Das Schädelhirntrauma. In J. Lehrner, G. Pusswald, E. Fertl, I. Kryspin-Exner & W. Strubreither (Hrsg.), *Klinische Neuropsychologie. Grundlagen - Diagnostik - Rehabilitation* (S. 269–286). Wien: Springer.

Peach, R.K. & Coelho, C.A. (2016). Linking inter- and intra-sentential processes for narrative production following traumatic brain injury: Implications for a model of discourse processing. *Neuropsychologia, 80,* 157–164. http://doi.org/10.1016/j.neuropsychologia.2015.11.015

Peach, R.K. & Shapiro, L.P. (Eds.). (2012). *Cognition and acquired language disorders. An information processing approach.* St. Louis: Mosby.

Penn, C., Jones, D. & Joffe, V. (1997). Hierarchical discourse therapy. A method for the mild patient. *Aphasiology, 11* (6), 601–613. http://doi.org/10.1080/02687039708248497

Petermann, F. & Petermann, U. (Hrsg.). (2012). *Wechsler Intelligence Scale for Adults (WAIS-IV). Grundlagen, Testauswertung und Interpretation.* Frankfurt a.M.: Pearson.

Plauen, O.E. (1977). *Vater und Sohn.* Konstanz: Ravensburger Verlag.

Pössl, J. & Schellhorn, A. (2002). Therapieziele in der neuropsychologischen Rehabilitation. In G. Goldenberg, J. Pössl & W. Ziegler (Hrsg.), *Neuropsychologie im Alltag* (S. 12–31.). Stuttgart: Thieme.

Prigatano, G.P. (2004). *Neuropsychologische Rehabilitation.* Berlin: Springer. http://doi.org/10.1007/978-3-642-18768-1

Prigatano, G.P., Roueche, J.R. & Fordyce, D.J. (1986). Nonaphasic Language Disturbances After Brain Injury. In G.P. Prigatano, D.J. Fordyce, H.K. Zeiner, J.R. Roueche, M. Pepping & B.C. Wood (Eds.), *Neuropsychological Rehabilitation After Brain Injury* (pp. 98–121). Baltimore: The Johns Hopkins University Press.

Prosiegel, M. (2002). Störungen bei Läsionen präfrontaler Gehirnabschnitte. In M. Prosiegel & M. Paulig (Hrsg.), *Klinische Hirnanatomie. Funktion und Störung zentralnervöser Strukturen* (S. 232–242). München: Pflaum.

Prosiegel, M. & Böttcher, S. (2006). *Neuropsychologische Störungen und ihre Rehabilitation.* München: Pflaum.

Prutting, C.A. & Kirchner, D.M. (1987). A Clinical Appraisal of the Pragmatic Aspect of Language. *Journal of Speech, Language, and Hearing Research, 52,* 105–119.

Regenbrecht, F. & Guthke, T. (2017). Kognitive Kommunikationsstörungen in der Sprachtherapie und Neuropsychologie. *Aphasie und verwandte Gebiete, 1/2017,* 16–30.

Regenbrecht, F., Huber, W. & Glindemann, R. (1992). Zum Verhältnis von Kohärenz und Kohäsion bei Aphasie. In G. Rickheit, R. Mellies & A. Winnecken (Hrsg.), *Linguistische Aspekte der Sprachtherapie.* (S. 111–138). Opladen: Westdeutscher Verlag.

Regenbrecht, F. & Schmid, M. (2013). *Bewertungsbogen kommunikativer Leistungen (BKL).* Tagesklinik für kognitive Neurologie Leipzig.

Reinhart, S. (2014). *Neglect-Dyslexie: Ursachen, Assessment und Therapie.* Dissertation, Universität des Saarlandes, Saarbrücken.

Renauld, S., Mohamed-Said, L. & Macoir, J. (2016). Language disorders in multiple sclerosis: A systematic review. *Multiple sclerosis and related disorders, 10,* 103–111. http://doi.org/10.1016/j.msard.2016.09.005

Richter, K., Knepel, K. & Neubert, C. (2014). *BILEX - Bielefelder Therapiematerial zum lexikalischen Wortabruf.* Hofheim: NAT-Verlag.

Richter, K., Wittler, M. & Hielscher-Fastabend, M. (2006). *Bielefelder Aphasie-Screening (BIAS) - zur Diagnostik akuter Aphasien.* Hofheim: NAT-Verlag.

Riedel, B. (2014). *Texte für die neurologische Rehabilitation.* Hofheim: NAT-Verlag.

Robinson, G., Shallice, T., Bozzali, M. & Cipolotti, L. (2012). The differing roles of the frontal cortex in fluency tests. *Brain, 135,* 2202–2214. http://doi.org/10.1093/brain/aws142
Robinson, G.A., Spooner, D. & Harrison, W.J. (2015). Frontal dynamic aphasia in progressive supranuclear palsy: Distinguishing between generation and fluent sequencing of novel thoughts. *Neuropsychologia, 77,* 62–75. http://doi.org/10.1016/j.neuropsychologia.2015.08.001
Rosenthal, L.S. & Hillis, A.E. (2012). Neuropathologies Underlying Acquired Language Disorders. In R.K. Peach & L.P. Shapiro (Eds.), *Cognition and acquired language disorders. An information processing approach* (pp. 37–59). St. Louis: Mosby.
Sabbagh, M. (1999). Communicative Intentions and Language: Evidence from Right-Hemisphere Damage and Autism. *Brain and Language, 70* (1), 29–69. http://doi.org/10.1006/brln.1999.2139
Sacks, H., Schegloff, E. & Jefferson, G. (1974). A Simplest Systematics for Organisation of Turn-Taking for Conversation. *Language, 50,* 696–735. http://doi.org/10.1353/lan.1974.0010
Schank, R. & Abelson, R. (2008). *Scripts, Plans, Goals, and Understanding. An Inquiry into Human Knowledge Structures.* New York: Psychology Press.
Schegloff, E.A., Jefferson, G. & Sacks, H. (1977). The Preference of Self-Correction in the Organisation of Repair in Conversation. *Language, 52,* 361–382. http://doi.org/10.2307/413107
Schellhorn, A., Bogdahn, B. & Pössl, J. (2008). *Soziales Kompetenztraining für Patienten mit erworbener Hirnschädigung.* Dortmund: Verlag modernes Lernen.
Schellhorn, A. & Pössl, J. (2002). Antriebsminderung. In G. Goldenberg, J. Pössl & W. Ziegler (Hrsg.), *Neuropsychologie im Alltag* (S. 116–130). Stuttgart: Thieme.
Schellig, D., Drechsler, R., Heinemann, D. & Sturm, W. (Hrsg.). (2009). *Handbuch neuropsychologischer Testverfahren. Band 1: Aufmerksamkeit, Gedächtnis, exekutive Funktionen.* Göttingen: Hogrefe.
Schlenck, C. & Schlenck, K.-J. (1994). Beratung von Angehörigen aphasischer Patienten. *Logos interdisziplinär, 2* (2), 90–97.
Scherrer, K., Schrott, K., Bertoni, B., Ska, B., Cote, H., Ferre, P. et al. (2016). *MEC Testverfahren.* Köln: ProLog.
Schmahmann, J.D. & Sherman, J.C. (1997). Cerebellar cognitive affective syndrome. *International review of neurobiology, 41,* 433–440. http://doi.org/10.1016/S0074-7742(08)60363-3
Schnotz, W. & Bannert, M. (1999). Einflüsse der Visualisierungsform auf die Konstruktion mentaler Modelle beim Text- und Bildverstehen. *Zeitschrift für experimentelle Psychologie, 46* (3), 217–236. http://doi.org/10.1026//0949-3964.46.3.217
Schreiber, J. & Lahrmann, T. (2003). *Connect. Therapiematerial zur Verarbeitung textverbindender Elemente.* Hofheim: NAT-Verlag.
Schuri, U. & Schneider, U. (2002). Gedächtnisstörungen. In G. Goldenberg, J. Pössl & W. Ziegler (Hrsg.), *Neuropsychologie im Alltag* (S. 61–77). Stuttgart: Thieme.
Schütz, A. (1971). *Das Problem der Relevanz.* Frankfurt a.M.: Suhrkamp.
Searle, J.R. (1971). *Sprechakte. Ein sprachphilosophischer Essay.* Frankfurt a.M.: Suhrkamp.
Searle, J.R. (1990). *Ausdruck und Bedeutung. Untersuchungen zur Sprechakttheorie* (2. Aufl.). Frankfurt a.M.: Suhrkamp.
Shalice, T. & Burgess, P.W. (1996). Domains of Supervisory Control and the Temporal Organisation of Behavior. *Philosophical Transactions of the Royal Society of London B, 351,* 1505–1412.

Shames, J., Treger, I., Ring, H. & Giaquinto, S. (2007). Return to work following traumatic brain injury: trends and challenges. *Disability and Rehabilitation, 15,* 1387–1395. http://doi.org/10.1080/09638280701315011

Siewert, R. (2014). *Prevalence of different types of speech, language and communication disorders and speech pathology services in Australia.* Canberra: Community Affairs References Committee.

Sim, P., Power, E. & Togher, L. (2013). Describing conversations between individuals with traumatic brain injury (TBI) and communication partners following communication partner training: Using exchange structure analysis. *Brain injury, 27* (6), 717–742. http://doi.org/10.3109/02699052.2013.775485

Simon, H. & Simon, U. (2009). Kommunikationsgruppe Soziale Kompetenz in der teilstationären Rehabilitation. In V. Masoud (Hrsg.), *Gruppentherapie für neurologische Sprachstörungen* (S. 62–76). Stuttgart: Thieme.

Sohlberg, M. M., Sprunk, H. & Metzelaar, K. (1988). Efficacy of an external cuing system in an individual with severe frontal lobe damage. *Cognitive Rehabilitation, 6* (4), 36–41.

Sohlberg, M. M., Ehlhardt, L. & Kennedy, M. (2005). Instructional techniques in cognitive rehabilitation: a preliminary report. *Seminars in speech and language, 26* (4), 268–279. http://doi.org/10.1055/s-2005-922105

Spinnler, H. & Tognoni, G. (1987). Standardizzazione e taratura italiana di test neuropsicologici: gruppo italiano per lo studio neuropsicologico dell'invecchiamento. *Italian journal of neurological sciences, 6,* 21–120.

Spitzer, L., Grötzbach, H. & Beushausen, U. (2013). Störungen der Exekutivfunktionen bei Aphasie. *Forum Logopädie, 6* (27), 24–29.

Springer, L. (1993). Gruppentherapien mit Aphasikern. In M. Grohnfeldt (Hrsg.), *Handbuch der Sprachtherapie. Band 6: Zentrale Sprach- und Sprechstörungen.* Berlin: Marhold.

Stadie, N. & Schröder, A. (2009). *Kognitiv orientierte Sprachtherapie.* München: Elsevier.

Stanschus, S. (2003). *Media: Zeitung. Multimediakassette zur Behandlung von Textverständnisstörungen.* Hofheim: NAT-Verlag.

Stemmer, B. (2008). Neuropragmatics. Disorders and Neural Systems. In B. Stemmer & H. A. Whitaker (Eds.), *Handbook of the neuroscience of language* (1st ed., pp. 175–187). London: Academic/Elsevier.

Storch, G. & Weng, I. (2010). Der Situative Ansatz in der Aphasietherapie. Teil 1: Theoretische Konzepte, Kognitive Lernpsychologie und therapeutische Praxis. *Forum Logopädie, 24,* 14–20.

Strohner, H. (2006). *Kommunikation. Kognitive Grundlagen und praktische Anwendungen.* Göttingen: Vandenhoeck & Ruprecht.

Stutterheim, C. von & Klein, W. (2008). Mündliche Textproduktion: Informationsorganisation in Texten. In N. Janich (Hrsg.), *Textlinguistik: 15 Einführungen* (S. 217–235). Tübingen: Narr.

Thöne-Otto, A. (2010). Evidenzbasierte Verfahren in der neuropsychologischen Rehabilitation: Therapie von Gedächtnisstörungen. *Neurologische Rehabilitation, 16* (23), 63–74.

Thöne-Otto, A., Schellhorn, A. & Wenz, C. (2018). *Persönlichkeits- und Verhaltensstörungen nach Hirnschädigungen.* Göttingen: Hogrefe.

Thompson, H. E., Henshall, L. & Jefferies, E. (2016). The role of the right hemisphere in semantic control: A case-series comparison of right and left hemisphere stroke. *Neuropsychologia, 85,* 44–61. http://doi.org/10.1016/j.neuropsychologia.2016.02.030

Thorndyke, P. W. & Yekovich, F. R. (1980). A Critique of Schema-based Theories of Human Story Memory. *Poetics, 9,* 23–49. http://doi.org/10.1016/0304-422X(80)90011-X

Togher, L., McDonald, S., Coelho, C.A. & Byom, L. (2014). Cognitive Communication Disability Following TBI: Examiningg Discourse, Pragmatics, Behaviour and Executive Function. In S. McDonald, L. Togher & C. Code (Eds.), *Social and communication disorders following traumatic brain injury* (pp. 89–119). London: Psychology Press.
Tompkins, C.A. & Mateer, C. (1985). Right hemisphere appreciation of prosodic and linguistic indications of implicit attitude. *Brain & Language, 24,* 185–203. http://doi.org/10.1016/0093-934X(85)90130-0
Tompkins, C.A., Scharp, V.L., Meigh, K.M. & Fassbinder, W. (2008). Coarse coding and discourse comprehension in adults with right hemisphere brain damage. *Aphasiology, 22* (2), 204–223. http://doi.org/10.1080/02687030600830999
Tucha, O. & Lange, K.W. (2004). *Turm von London (TL-D) - Deutsche Version.* Göttingen: Hogrefe.
Twin-Fit: Sequenza. Therapiematerial. Köln: Prolog Verlag.
Ullsperger, M. & Cramon, D.V.Y. (2003). Funktionen frontaler Strukturen. In H.-O. Karnath & P. Thier (Hrsg.), *Neuropsychologie* (S. 505–514). Berlin: Springer.
Van Dijk, T.A. (1977). Semantic macro-structures and knowledge frames in discourse comprehension. In M.A. Just & P.A. Carpenter (Eds.), *Cognitive Processes in Comprehension* (pp. 3–32). Hilsdale, N.J.: Erlbaum.
Van Dijk, T.A. (1980). *Macrostructures.* Hillsdale, NJ.: Erlbaum.
Van Dijk, T.A. & Kintsch, W. (1983). *Strategies in Discourse Comprehension.* New York: Academic Press.
Van Dyke, J. (2012). The Role of Memory in Language. In R.K. Peach & L.P. Shapiro (Eds.), *Cognition and acquired language disorders. An information processing approach* (pp. 94–120). St. Louis: Mosby.
Vigneau, M., Beaucousin, V., Herve, P.Y., Jobard, G., Petit, L., Crivello, F. et al. (2011). What is right-hemisphere contribution to phonological, lexico-semantic, and sentence processing? Insights from a meta-analysis. *NeuroImage, 54* (1), 577–593. http://doi.org/10.1016/j.neuroimage.2010.07.036
Vogel, M. (2006). Therapie der zentralen Sprechstörungen: Dysarthrie, Sprechapraxie. In G. Böhme (Hrsg.), *Sprach-, Sprech-, Stimm- und Schluckstörungen. Band 2: Therapie* (4. Aufl., S. 323–350). München: Urban & Fischer.
Volkmann, B., Siebörger, F. & Ferstl, E. (2008). *Spaß beiseite.* Hofheim: NAT.
Von Cramon, D.Y., Mathes-von Cramon, G. & Mai, N. (1992). The Influence of a Cognitive Remediation Programme on Associated Behavioural Disturbances in Patients with Frontal Lobe Dysfunction. In N. von Steinbüchel, D.Y. von Cramon & E. Pöppel (Eds.), *Neuropsychological Rehabilitation* (pp. 203–214). Berlin: Springer.
Weniger, D. (2003). Aphasien. In H.-O. Karnath & P. Thier (Hrsg.), *Neuropsychologie* (S. 379–398). Berlin, Heidelberg: Springer.
Wenz, C. (1997). Unawareness und gestörtes Kommunikationsverhalten. In S. Gauggel & G. Kerkhoff (Hrsg.), *Fallbuch der Klinischen Neuropsychologie* (S. 358–367). Göttingen: Hogrefe.
Wenz, C. (1999a). Antrieb und Handlungskontrolle bei Patienten mit frontalen Läsionen. In R. Götze (Hrsg.), *AOT - Alltagsorientierte Therapie bei Patienten nach erworbener Hirnschädigung. Eine Aufgabe für das gesamte Reha-Team* (S. 117–121). Stuttgart: Thieme.
Wenz, C. (1999b). Krankheitsverarbeitung. In R. Götze (Hrsg.), *AOT - Alltagsorientierte Therapie bei Patienten nach erworbener Hirnschädigung. Eine Aufgabe für das gesamte Reha-Team* (S. 143–159). Stuttgart: Thieme.

Wenz, C. & Karlbauer, F. (2002). Störungen des Sozialverhaltens. In G. Goldenberg, J. Pössl & W. Ziegler (Hrsg.), *Neuropsychologie im Alltag* (S. 98–115). Stuttgart: Thieme.

Wilkinson, R. (2008). Conversation Analysis and Communication Disorders. In M. J. Ball, M. R. Perkins, N. Müller & S. Howard (Eds.), *The Handbook of Clinical Linguistics* (pp. 92–106). Oxford: Blackwell.

Withworth, A. (2010). Using narrative as a bridge: linking language processing models with real-life communication. *Seminars in speech and language, 31,* 64–75. http://doi.org/10.1055/s-0029-1244954

Wood, J. N., Tierney, M., Bidwell, L. A. & Grafman, J. (2005). Neural correlates of script event knowledge: a neuropsychological study following prefrontal injury. *Cortex, 41* (6), 796–804. http://doi.org/10.1016/S0010-9452(08)70298-3

Ylvisaker, M., Turkstra, L. S. & Coelho, C. (2005). Behavioral and social interventions for individuals with traumatic brain injury: a summary of the research with clinical implications. *Seminars in speech and language, 26* (4), 256–267. http://doi.org/10.1055/s-2005-922104

Youse, K. M. & Cohelo, C. A. (2009). Treating underlying attention deficits as a means for improving conversational discourse in individuals with closes head injury: a preliminary study. *NeuroRehabilitation, 24* (4), 355–364.

Zalla, T., Philips, M. & Grafman, J. (2002). Story processing in patients with damage to the prefrontal cortex. *Cortex, 38* (2), 215–231. http://doi.org/10.1016/S0010-9452(08)70651-8

Ziegler, W. (2002). Auditive Methoden in der Neurophonetik. *Neurolinguistik, 16,* 5–19.

Zimmermann, N., Scherer, L., Ska, B., Joanette, Y. & Fonseca, R. (2011). Verbal Fluency Tasks: Does Time Matter for Identification of Executive Functioning and Lexical-Semantic Deficits Following Right Brain Damage? *Procedia – Social and Behavioral Sciences, 23,* 211–212. http://doi.org/10.1016/j.sbspro.2011.09.243

9 Glossar

Ambiguität

Mehrdeutigkeit von Wörtern/Lexemen, die sich erst im Kontext auflöst (z. B. Flügel als Tasteninstrument oder Körperteil eines Vogels).

Diskurs

Mit Diskurs bezeichnen wir bedeutungsvolle Verkettungen kommunikativer Handlungen; mündlich können das Gesprächsverläufe sein oder die Abfolge von Bedeutungseinheiten in schriftlichen Texten. Diskurs im philosophischen Sinne (z. B. als zentrale Kategorie bei Habermas) ist hier nicht gemeint.

Frames

Frames sind Teilaspekte kognitiver Schemata. Im Gegensatz zu Skripts, die sich auf wiederkehrende Abfolgen von Handlungen und Ereignissen beziehen (z. B. Frisörbesuch, Einkauf beim Metzger), kann man Frames als Wissensstrukturen über Konzepte definieren, die sich auch auf Abläufe ohne eine stereotype Anordnung beziehen (z. B. alten Freund getroffen, über die Schulzeit geplaudert, Bus verpasst).

Illokution

Mit Illokution bezeichnet man in der Sprachhandlungstheorie die kommunikative Absicht (Intention), durch die sprachliche Äußerungen motiviert sind; indem man sich äußert (= in locutio; zusammengefasst zu il-locutio), vollzieht man eine intendierte Handlung.

Inferenz

Mit Inferenz wird der Prozess bezeichnet, in dem unter Verwendung von Hinweisen aus dem Kontext oder Wissenssystemen Kohärenz rekonstruiert wird. Man bezeichnet mit Inferenz auch die inferierte Information selbst (als Resultat).

Kommunikation

Wenn der subjektiv gemeinte Sinn, den Interaktionspartner ihren Handlungen beimessen, in wechselseitiger Ko-Orientierung intersubjektiv (nach-)vollzogen, also erfolgreich konstruiert und rekonstruiert wird, sprechen wir von Kommunikation.

Konnotationen, konnotative Bedeutung

Neben- oder Mitbedeutung von Wörtern. Beispiele: *Seniorenresidenz* hat im Vergleich zu *Altersheim* positive Mitbedeutungen, Köter im Vergleich zu *Hund* negative. Solche Feindifferenzierungen fallen bei dysexekutiver Symptomatik oft schwer.

Logorrhoe

Ungehemmte, quantitativ übermäßige Sprachproduktion, die schwer gestoppt werden kann. Diese kann mit Inkohärenz einhergehen (vgl. Kapitel 2.1.6).

Makrostruktur

Informationsstruktur von Gesprächen, Gesprächsphasen, Texten und Textabschnitten. Zur makrolinguistischen Analyse gehören z. B. die logische Struktur, die Kohärenz und die Themenkonstanz (vgl. Kapitel 2.2).

Mikrostruktur

Informationsstruktur von Phrasen- oder Sätzen; in der mikrolinguistischen Analyse werden z. B. lexikalische Fehler (z. B. Paraphasien) oder syntaktische Symptome (z. B. Satzverschränkungen) untersucht (vgl. Kapitel 2.1.6).

Monitoring

Fähigkeit eigene Handlungen wahrzunehmen und zu kontrollieren, beispielsweise um damit den Kommunikationsprozess zu überwachen und auch modifizieren zu können (z. B. die thematische Konstanz von Gesprächsbeiträgen). Mit Monitoring kann aber auch die Kontrolle einer Interaktion, also auch der Handlungen anderer und die Koordination mit ihnen gemeint sein.

Neuropragmatik

Erforschung des sprachlichen Handelns sowie der Produktion und Rezeption kommunikativer Handlungen mit Bezug auf neuronale Repräsentationen und neuropsychologische Voraussetzungen.

Paraphasie, semantische

Verwendung eines Wortes, das nicht die vom Sprecher intendierte Bedeutung repräsentiert (z. B. *Salat* statt *Blume*). Es gibt aber auch deutlich weitere Abweichungen (z. B. *Land* statt *Herz*). In der Schriftsprache bezeichnet man solche Fehlleistungen auf Wortebene beim Schreiben als Paragraphien und beim Lesen als Paralexien.

Paraphasie, phonematische

Abweichende Äußerung einer Wortform, bei der die Lautstruktur vom Zielwort abweicht (z. B. *Barne* statt *Birne*).

Prädikat-Argument-Struktur

Zentrale Einheit des semantischen Gedächtnisses, semantischer Gehalt eines Satzes; auch als *Proposition* bezeichnet (siehe auch *Proposition*).

Phonetisch-phonologisch

Die Lautstruktur von Wörtern/Lexemen betreffend.

Pragmatik

Pragmatik ist die linguistische Disziplin, die sich mit den Relationen zwischen den Benutzern (Kommunikationspartnern) verbaler und nonverbaler Zeichen beschäftigt. Durch diese pragmatischen Aspekte kommen soziale Dimensionen und situative Kontexte des Verständigungsprozesses in den Blick, in denen kommunikative Handlungen stattfinden.

Proposition

Mit Proposition wird auch die Prädikat-Argument-Struktur des satzsemantischen Gehaltes bezeichnet. Über ein oder mehrere Argumente (z. B. Karl, Fahrrad) wird etwas prädiziert (z. B. fahren).

Prosodie

Suprasegementale Lauteigenschaften wie Intonation, Akzent, Pausen auf Wort- und Satzebene.

Reparaturhandlungen *(Repairs)*

Im Rahmen ihrer gemeinsamen Kooperations- und Verständigungsbemühungen initiieren Gesprächspartner z. B. bei aufkommenden Schwierigkeiten Reparatursequenzen. Sie helfen dem Gesprächspartner, korrigieren oder ergänzen; sie unterstützen einander.

Semantisch-lexikalisch

Die Bedeutung von lexikalischen Elementen (Wortsemantik) betreffend.

Situation

In Interaktionen die subjektive Umweltinterpretation und -orientierung der Handelnden. Teilnehmer eines sozialen Systems entwickeln durch die Interpretation des Interaktionsverlaufs wechselseitig Annahmen (Theory of Mind), die u. a. als Situationsmodell die Grundlage für die Handlungsplanung und den Verstehensprozess darstellen.

Skriptwissen

Skripts sind Wissensrepräsentationen zu stereotyp wiederkehrenden Abfolgen von Handlungen und Ereignissen (siehe auch *Frames*).

Suprasegmental

Über die sequentielle Abfolge z. B. von abgrenzbaren Phonemen und Wörtern (segmentale Ebene) hinausgehend wird über ganze Äußerungseinheiten hinweg suprasegmental z. B. durch prosodische, mimische, gestische und körpersprachliche (nonverbale) Zeichen die Gesamtbedeutung abgetönt, modifiziert und präzisiert.

Syntaktisch-morphologisch

Den Satzbau und die Grammatik betreffend.

Thema

Themen sind Makropropositionen auf einem bestimmten Abstraktionsniveau. Sie bilden den Rahmen für die interaktive Zentrierung auf gemeinsame Objekte des Interesses und der wechselseitigen Aufmerksamkeit.

Thematische Progression

Themen entwickeln sich im Dialog fort; wir beziehen uns dabei auf die vorausgegangenen thematischen Aspekte, widersprechen dem zugrundeliegenden Gedanken, modifizieren, präzisieren oder erweitern ihn. Diese Progression ist dadurch eine Form der Kohärenz zwischen den Äußerungen eines Textes. Wenn Äußerungen bei der Themenentwicklung inkohärent werden, kommt es zur Verletzung des gemeinsamen Themas.

Type-Token-Ratio

Verhältnis zwischen der Gesamtanzahl der Wörter (tokens) im Text und der Zahl der verschiedenen Wörter/Lexeme (types).

Weitschweifigkeit

Damit ist das Abweichen vom gemeinsamen Thema zu einem assoziierten oder einem völlig anderen Thema gemeint, das man in der Alltagssprache mit der Metapher „Vom Hölzchchen aufs Stöckchen" anschaulich beschreibt.